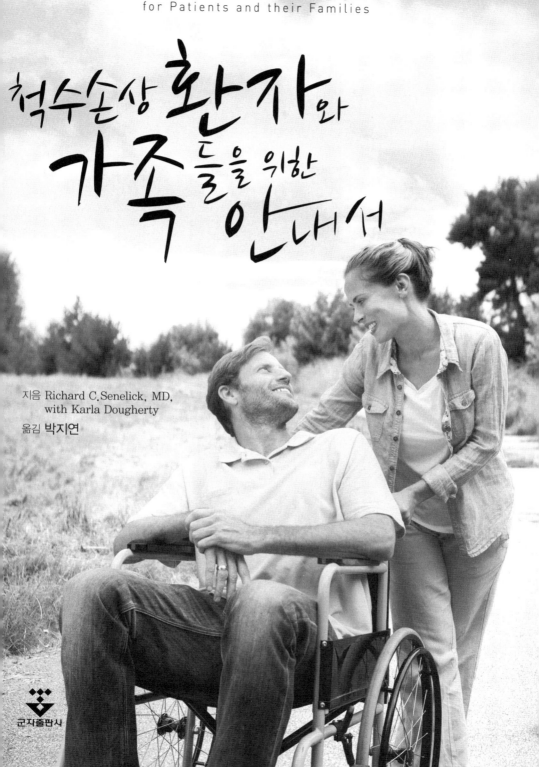

The Spinal Cord Injury Handbook
for Patients and their Families

척수손상 환자와 가족들을 위한 안내서

지음 Richard C. Senelick, MD,
with Karla Dougherty

옮김 박지연

군자출판사

척추손상 환자와 가족들을 위한 안내서

초판 인쇄 | 2016년 2월 1일
초판 발행 | 2016년 2월 9일

지 은 이   Richad C. Senelick, MD with Karla Dougherty
옮 긴 이   박지연
발 행 인   장주연
출 판 기 획   옥요셉
편집디자인   오선아
표지디자인   김재욱
발 행 처   군자출판사
　　　　　등록 제 4-139호(1991. 6. 24)
　　　　　본사 (10881) 파주출판단지 경기도 파주시 서패동 474-1(회동길 338)
　　　　　Tel. (031) 943-1888   Fax. (031) 955-9545
　　　　　홈페이지 | www.koonja.co.kr

* 파본은 교환하여 드립니다.

ISBN 979-11-5955-029-4
정가 15,000원

척수손상 환자와 가족들을 위한 안내서

Contents

Introduction
새로운 세상으로 용감하게

아침 일찍 해가 비추는 어느 특별한 여름이었다. 산들바람은 시원하고 부드러웠으며, 구름은 파란 하늘 사이로 미끄러져갔다. 레이와 직장 동료 모두 반경 90여 킬로미터 내에서 일하고 싶지 않았다. 지난주에 재고품에 떠밀려 모든 시간을 쏟아 부었기 때문에 직장 상사는 모두에게 일찍 퇴근하라고 말했다. 레이와 직장 동료들은 함성을 외치면서 최근 호수 주변을 빙 둘러싼 자갈밭까지 뛰어갔다. 그들은 머뭇거리지 않으며 차갑고 깨끗한 물에 뛰어들었고 태양이 그들을 비췄다. 레이가 빠르게 웃통을 벗어던지고 물 위 2미터까지 달려가 희미하게 비치는 물가 아래로 머리를 숙여 다이빙하였다. 쾅! 2초만이었다. 1분이 지나고, 5분이 지났다. 레이가 어디에 있지? 그는 수면 위로 떠오르지 않았다. 직장 동료가 레이가 없어진 지점으로 헤엄쳐서 레이를 호숫가 위로 끌어 놓았다. 레이는 보이지 않았던 커다란 바위에 머리를 크게 부딪혀서 의식이 없었다. 그는 목뼈 5번이 골절되었다. 레이는 팔과 다리를 움직일 수 없었고, 목을 다친 상태였다. 일주일 동안 응급실에 있으면서 신경수술을 성공적으로 마친 덕분에 레이는 팔에서 따끔거리는 감각을 느낄 수 있었다. 그리고 어깨를 으쓱하거나 위팔을 움직일 수 있었다. 그러나 그는 수개월 동안 재활 치료를 받았으며, 남은 생애 동안 휠체어 생활을 하게 되었다. "발부터 먼저 입수하기!"라는 잠수부 법칙을 알았더라면 좋았을 것이다.

베티는 마음속에서 사고가 계속 어른거렸다. 베티가 마감 시간을 지키려고 늦게까지 근무했던 뉴잉글랜드의 폭풍우 치는 밤이었다. 베티는 혼자 사무실에 남아 있었고 눈송이가 날리기 시작했다. 그녀는 눈을 치우지 않은 주차장에서 차를 찾기 힘들었다. 베티는 가려진 빙판 위를 딛자마자 넘어질 뻔했으나 바퀴 뒤와 와이퍼 위에서 피어오르는 증기가 가득한 열 덕분에 몸을 가눌 수 있었다. 그녀는 천천히 아주 천천히 주차장에서 차를 빼냈다. 베티는 난폭한 운전자가 아니었고 이러한 폭풍 때문에 어디에서도 돌진할 수 없었다. 그러나 상황이 더 나빠졌다. 폭풍은 얼음같이 찬바람이 가득한 눈보라로 변했고, 눈이 날리면서 눈 더미가 쌓였다. 불현듯 고속도로에서 얼음조각이 날아와 차를 치는 바람에 베티는 차를 통제할 수 없었다. 차가 옆으로 돌더니 시멘트벽에 정면으로 부딪혔다. 쾅! 베티는 자신의 가슴과 등에 벽돌 무더기를 맞은 것 같았다. 그녀는 숨쉬기 위해 몸부림쳤다. 응급구조대원이 와서 차에서 그녀를 옮길 때, 다리를 움직일 수 없다는 것을 알게 되었다. 느낄 수도 없었다. 나중에 X-ray를 통해 허리뼈 1번인 L1이 파열골절$^{burst\ fracture}$이라고 밝혀졌다. 결과는 어떻게 되었는가? 방광과 장이 제기능을 하지 못했고 다리를 쓸 수 없게 되었다. 수술로 신경을 누르는 뼈 조각을 제거했지만 베티는 재활 치료를 해야만 했다. 시간이 흘러서 그녀는 다시 보조기를 착용한 상태로 걷는 법을 배우고 있지만 계속해서 방광과 장 조절 문제를 안고 있다. 그래도 베티는 운이 좋았다고 느낀다. 그녀는 지독한 눈보라에서 살아났고 살아가고 있다.

강인한 얼굴을 지닌 크리스토퍼 리브$^{Christopher\ Reeve}$는 텔레비전과 잡지 앞면을 장식한 스타이다. 우리는 눈에 띄게 잘생기고 유능한 배우가 자신의 경력과 삶의 전성기에 생각할 겨를도 없이 말을 타고 울타리를 넘다가 떨어졌다는 사실을 안다. 그는 모든 것을 한순간에 가졌다가 이후에 땅에 떨어져 숨을 거칠게 쉬면서 삶을 갈망했다. 목 가장 윗부분이 골절되어 팔과 다리를 통제하는 신경이 끊어졌고 숨을 쉬는 신경과 근육까지 다쳤다. 크리스토퍼 리브는 더 이상 혼자 숨을 쉴 수 없으며 휠체어에 묶여서 작은 장치 없이는 살아갈 수 없게 되었다. 상위 팔다리마비^{quadriplegic}로 오늘날 미국에서 척수손상으로 고통하는 40만 명을 대변한다. 그는 포기하지 않고 절망하지 말며 다른 방식으로 생을 계속 살라고 우리 모두에게 호소한다.

깡충, 껑충, 획획 뛰고 춤추고 걷기. 다른 사람 앞에서 한 발로 서기. 깨끗하고 신선한 공기 들이마시기. 우리는 이러한 움직임을 당연한 것으로 여긴다. 우리는 그래야 한다. 그러나 젊고 활기차게 살아가는 기본 인간 기능을 잃게 되면, 깊고 풍성한 삶을 생각하는 보편적인 믿음을 엄청나게 잃는다.

크리스토퍼 리브에게 물어보자. 아니면 레이와 베티에게 물어보자. 그들은 당신이 배우고 싸워야 하며 엄청난 스트레스를 이겨야 할 것들에 대해 이야기 해줄 것이다. 그들은 당신에게 이 모든 것과 그 이상을 말할 것이다. 그들은 자신이 어떻게 생존했는지 이야기 해줄 것이다.

환자와 가족을 위한 척수손상 안내서

이 책을 통해 당신은 척수손상에 관한 기본적인 사항 뿐만 아니라 생존 기술에 대해 정확하게 배울 것이다. 당신은 척수손상이 무엇이며, 척주$^{\text{spinal column}}$의 특정 부위에 특정 척추뼈가 손상되었을 때 어떻게 나타나는지에 대해 정확하게 알게 될 것이다.

척수손상으로 인해 욕창$^{\text{pressure sores}}$, 골다공증^{osteoporosis}, 자율신경반사이상$^{\text{au-tonomic dysreflexia}}$, 근육단축$^{\text{muscle shortening}}$, 구축^{contracture}같은 합병증에 대해서 알게 될 것이다. 또한 척수손상의 중심에서 이동성^{mobility}, 방광과 장 조절$^{\text{bowel and bladder control}}$, 성기능장애$^{\text{sexual dysfunction}}$, 우울증^{depression}같은 문제를 어떻게 대처해야 하는지도 배우게 될 것이다. 무엇보다 중요한 것은 당신이 어떻게 재활치료를 하며 당신과 가족과 생존자가 재활을 성공하도록 어떻게 도와야 하는지 배우게 될 것이다.

요컨대, 앞에서 보았던 사람들처럼 당신과 가족이 새로운 삶을 어떻게 살고, 잘 살지 배우게 될 것이다.

척수손상은 독특하다.

앞부분에서 보았던 등장인물은 책 속에서 존재할 뿐이다. 크리스토퍼 리브조차 텔레비전 화면이나 영화 화면보다 가까이에서 볼 수는 없다. 그렇게 등장인물이 추상적이다. 본인이 겪은 척수손상이나 척수손상 생존자를 대신해서 생각해보라. 악을 쓰고 깊은 충격으로 흔들어 놓았던 한 순간이 삶 전체를 바꾸었다. 갑자기 전처럼 걸을 수 없고 바람 맞으며 레저를 즐기거나 크게 라디오 틀며 차를 운전할 수 없게 되었다.

척수손상으로 바뀐 신체 결과는 매우 단순하다. 척주의 특정 부분이 손상되어 특정한 기능부전을 일으켰다. 만약 척주에서 허리나 등 부분이 손상되었다면(베티는 허리와 등 부위에 영향을 받았다), 방광과 장 조절을 할 수 없을 것이다. 다리에 영향을 받았다면 하반신완전마비^{paraplegia}라고 부를 것이다. 만약 그 척수보다 위쪽 목이나 등 윗부분이 손상되었다면, 팔다리마비$^{quadri-plegia, tetraplegia}$라 부른다. 레이처럼 하반신완전마비로 고통받는다면 붕대가 더 필요할 것이다. 팔과 다리는 마비되었을 것이고, 방광과 장의 조절 능력도 잃게 될 것이다. 또한 크리스토퍼 리브처럼 인공호흡기 없이는 호흡하기 힘들 것이다.

그러나 척수손상으로 인한 신체적인 영향이 보편적이고 예견할 수 있는 만큼 마음은 개개인의 반응이나 감정과 느낌, 두려움, 희망으로 다르고 독특하게 나타난다.

신체에 미치는 갑작스럽고 엄청난 충격 때문에 춤추고, 점프하고, 돌진하고, 걷는 평범한 일이 엄청난 역설로 바뀐다. 당신의 감정은 다치지 않았다. 당신은 무슨 일이 일어났는지 정확하게 알고 있다. 움직일 수 없다는 사실도 안다. 방광과 장을 조절하기 힘들다. 정상으로 살던 일상이 거의 모두 바뀌었다.

더 모순인 것이 있다. 매년 7,800명의 건강하고 활기 넘치는 남녀가 운동, 모험, 휴가, 교통사고, 낙상으로 척수를 다친다. 삶의 여정을 몇 보 걷기도 전에 인생 여정을 잃는다. 자신이 선택하고 당연하며 예측할 수 있다고 여겼던 삶이 다시 똑같지 않다고 깨닫게 된다.

이러한 상황은 비현실적인 희망을 단단하게 묶어서 믿지 못할 "치료"를 찾을 때 우울증과 좌절감으로 나타난다.

우울증을 피하고 꿈을 강하게 꾸며 생존하기 위해서 절망스럽거나 값비싼 재활 치료를 하는데 해로울 지라도 희망이 있다면 많은 이들이 어떤 희망이든지 잡아야 한다.

그러나 희망은 절망의 끝자락을 쥐어서는 안 된다. 이 책을 통해 올바른 재활 치료와 함께 현실적인 희망과 아주 실질적인 과정을 배울 것이다.

매일매일 새로운 치료법과 새로운 진단과 재활의 새로운 방법에 대한 수많은 연구가 발표되고 있다. 치료 과정이 아직 멀더라도 뉴욕 타임스에서 척수신경재생에 관한 실험이 성공했다고 발표했다. 척수신경을 고치기 위해 척수신경을 어루 만지는 새로운 약물에 대한 발전이 제안되었다. 의료진은 손상된 처음 12시간 이내 매우 강한 기회의 문이 있다는 사실을 안다. 만약 척수가 크게 심하지 않다면 응급실에서 빠르게 스테로이드를 주입하여 움직임을 회복하는 데 돕는다.

다른 한편에서 척수손상을 다루는 가장 강력한 도구로 교육이 있다. 이 책을 읽고 이 책을 사용하라. 쓸 수 있는 최신 진단 도구를 공부하라. 성공할 수 있는 가장 좋은 재활 치료법을 찾아라. 앞으로 나아가며 동기 부여를 높일 수 있는 방법을 찾아라.

교육과 함께 현실을 수용하고 받아들인 사실을 무장하여 삶이 끝나지 않았다는 깨달음으로 나아갈 수 있다. 당신은 단지 다른 길을 걸을 뿐이다.

매일 만나는 기회와 새로운 목표가 아직 놓여 있다. 어떤 문은 닫혀 있지만 동시에 다른 문은 당신을 환영할 매트를 깔아 놓는다. 레이와 베티와 1997년 아카데미상으로 기립박수를 받았고 첫 영화 감독으로 비평가들의 찬사를 받은 크리스토퍼 리브에게 일어난 일이다.

새로운 인생 여정을 시작하자. 당신 자신과 사랑하는 가족에게 돌아갈 시간이다.

01
척수손상은 무엇인가,
그리고 아닌 것은?

"위기는 어려움으로 가득하지만 우리는 이러한 위기를 대처해야 합니다.
우리에게 닥친 위기가 새롭기 때문에 새롭게 생각하고
새롭게 행동해야 합니다."

– 아브라함 링컨, 1862년 의회에 보낸 연두교서 중에서

바트는 지붕에 타일을 고정하는 데 하루 종일 보냈다. 고된 작업이었다. 햇볕이 바트 머리로 쨍쨍 내리쬐었고 헐거워진 타일 때문에 아주 멀리 구석에 있는 지붕창에 구멍이 났다. 그래도 마침내 해냈다. 지붕이 단단해졌다. "비야 내려라." 만족감에 젖어 하늘을 향해 외쳤다. 등골이 휘도록 일했고 오늘 일한 작업이 자랑스러웠다.

이마에 맺힌 땀방울을 닦으면서 사다리를 타고 내리기 시작했다. 한 손으로 사다리를 잡았고 다른 손에 잡동사니를 넣은 통을 들고 있었다. 사다리 발판에 발이 닿자마자 바람이 거세졌다. 입으려고 아무렇게 놓았던 옷이 얼굴로 확 날아왔다. 깜짝 놀라며 옷을 눈에서 떼려고 순간적으로 후려쳤다. 그러자 바트는 균형을 잃었고 사다리가 흔들렸다. 그는 들통을 땅바닥으로 털커덕 내동댕이쳤다. 바트는 3층 높이에서 차도로 소리 지르며 떨어졌고 사다리가 그 위로 쿵 하고 떨어졌다.

상상할 수 없는 일이 벌어졌다. 몇 초 만에 바트의 상황이 180도로 바뀌었

- 미국에서 척수손상된 이들이 25만 명에서 40만 명 정도이다.
- 대부분 교통사고로(44%) 척수손상을 당한다.
- 다음으로 흔한 원인은 폭행(24%)이며, 비슷한 통계 수치로 우연한 낙상(22%)이 있다.
- 가장 위험한 인자는 무엇일까? 16세에서 30세 남성(82%)이고 독신(53%)에 직장이 있거나 없으며 학생인 경우도 있다.

다. 그는 병원으로 급히 이송되었고 척수 하부를 구성하는 신경이 파괴되었다는 사실을 알게 되었다. 그는 다시 사다리를 오를 수 없을 것이다. 바트는 다리를 쓰지 않고 생활하는 방법을 배워야 할 것이다.

몇 달 전까지만 해도 그렇게 확실해보였던 운명이 잔인하게 꼬여버리더니 손상이나 외상을 당하는 사건이 갑자기 일어났다. 그러나 척수손상은 예측 가능하다는 점이 특이하다. 척수의 특정 부위가 손상되거나 파괴되었을 때, 특정 신체 기능에 영향을 미칠것이다. 단순하다. 이에 대한 일정한 법칙이 있다.

- 상위 목 부위high cervical segments 손상은 호흡, 목, 팔, 다리 근육에 영향을 미칠 것이다.
- 몸통 중 흉곽부위thoracic segments 손상은 몸통과 다리에 영향을 미칠 것이다.
- 허리 하위 부위인 허리뼈와 엉치뼈 부위lumbar and sacral segments 손상은 다리에 영향을 미칠 것이다.
- 그리고 위에서 제시한 어디든 손상되면 장, 방광, 성기능에 영향을 미칠 것이다.

척수손상이 아주 "절단되고 메말랐기" 때문에 신경계와 척주에 대한 기본 지식을 알게 되면 헤아릴 수 없을 정도로 당신의 문제를 이해하는 데 도움될 것이다.

해부학 기초: 신경계

척수는 신체에서 가장 큰 신경으로 뇌와 신체 다른 부위를 연결하는 두꺼운 전화선이라고 생각하라. 뇌와 척수 모두 중추신경계^{central nervous system}로 AT&T 같은 신체의 전기통신회사인 역할을 담당한다. 뇌와 척수는 시각이나 감각과 생각이나 행동을 알맞게 처리하고 전달한다. 또한 "자동 비행사"처럼 당신이 계속 생존하도록 거의 알아채지 못한 채 신체 기능을 조절한다. 호흡, 심장박동수, 혈압, 방광과 장 비우기도 포함된다. 척수는 신체와 뇌 사이에서 신경 전달로로 사용되어 수석 부사장이나 공보관 역할을 한다. 뇌 그 자체는 정보를 전달하고 행동을 위임하며 활동을 통제하고 조직된 것을 유지하며 쉽게 되찾는 최고경영자이다.

운동신경은 움직임과 호흡과 신체를 조절하는 "커다란 그림" 역할을 한다. 감각신경은 큰 그림을 보고 반응하는 정보를 전달한다. 운동신경과 감각신경은 시각, 촉각, 청각, 미각, 청각을 해석하여 뇌에게 메시지를 보낸다.

척수손상은 뇌손상 없이 늘 발생한다. 정신이 분명하게 남아 있더라도 척

✚ 척수손상에 관한 풍문 첫번째: 척수손상된 이들은 활발하게 활동할 수 없다.

세계 장애인 올림픽에 참여한 사람과 당신 옆에 좁은 방에 있는 직장 동료에게 이 사실을 이야기하지마라. 오늘날 척수손상은 당신이 즐길 수 있는 스카이다이빙에서 카약(1인용 배)과 자전거에서 스키에 이르는 운동이나 계획을 제한하지 않는다. 모든 직업과 산업에서 척수손상된 이들을 찾아볼 수 있다. 변호사, 선생님, 회계사, 정원 관리사, 트럭 운전사, 경주용차 운전자, 전기기술공, 뷰티상담사로 다양하다. 맞다. 손상에 따라 약간의 조정^{adjustment}이 있지만 재활 치료와 상황에 맞는 보조 기구를 사용할 수 있고 팔이나 다리 사용 없이도 활동적이고 풍족한 생활을 이끌 수 있다. 경사로나 장애인 전용 주차장을 포함해서 집이나 사무실에서 간단한 조정을 저렴하고 빠르게 설치할 수 있다.

최후 통첩: 환자나 일반인이 휠체어를 감옥처럼 여기면 안 된다. 휠체어에 타고 있다고 하루 종일 휠체어에 묶여 있는 것은 아니다. 서재의 바닥에서 놀고 있는 아이들과 함께 하는 휠체어 탄 여성을 보게 될 경우도 있다. 소파에서 편안하게 책을 읽기도 한다. 어느 강가에서 수영할 수도 있다. 따뜻한 이불 아래에서 평안하게 자기도 한다. 휠체어는 또 다른 기구이자 도구이다. 병원 침대, 욕조 손잡이, 자동 리프트처럼 정상적인 삶을 유지하도록 척수손상된 이들을 돕기 위해 만들어졌다. 휠체어는 단지 삶의 한 부분이지 삶 그 자체는 아니다.

수손상으로 인해 척주를 지나는 신경 통로에서 보행, 방광 비우기, 손들기의 메시지를 받거나 보낼 수 없다. 그러나 뇌손상을 동반한 척수손상 35%는 척수손상으로 인해 나타나는 극단적인 증상에 가려져 몇 주에서 몇 달 간 뇌손상을 알아차리지 못한 채 지낼 수 있다. 여기에서 생존자인 당신은 낯선 감정을 느끼기 시작한다. 당신의 감정을 통제할 수 없다는 사실이다. 보호자인 당신은 손상당한 사랑하는 사람이 너무나 크고 대담하게 행동하는 것을 관찰할 수도 있다. 반대로 당혹스럽다고 말과 행동을 하거나 우울증이 깊어질 수도 있다.

척수는 척수이고 척수이다.

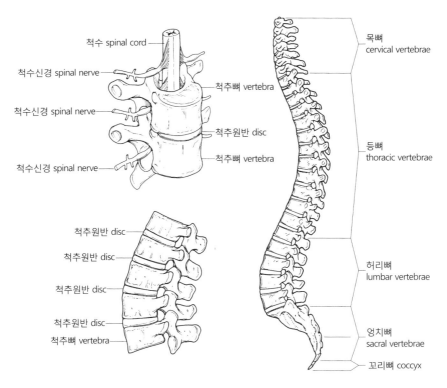

당신의 척주 구조

어떤 소중하고 값으로 매길 수 없는 보물처럼 척수는 손상으로부터 보호해야 한다. 척추^{spine}나 등뼈^{backbone}로 부르는 골격 구조에서 기인한다. 척추뼈^{vertebrae}라고 부르는 하나의 블록 위에 또 하나를 쌓아서 완성된다. 각각 척추뼈는 앞쪽이 두껍다. 각각 위로 굽어 있으며 뒤로 휘었다.

척주$^{spinal column}$를 유연하게 보호하기 위해서 척추뼈 사이에 척추원반$^{추간판, intervertebral disc}$이 있다. 이 척추원반은 젤리 같은 물질로 이루어져 허리 통증을 야기하는 "미끄러지는 듯한 원반"의 곡선 모양으로 구성된다. 이러한 척추원반은 완충 작용을 하며 위아래로 쌓인 척추뼈에 대해 쿠션 역할을 한다.

18개로 이루어진 척수는 하나하나 쌓은 척추뼈와 척추원반 사이를 통과한다.

- "위 일곱 개" 척추뼈는 목뼈$^{cervical vertebrae}$로 C1에서 C7로 이루어지며, 두개골 아래 처음에 시작한다.
- 다음 부분으로 등뼈$^{thoracic vertebrae}$ 12개는 목 밑에서부터 가슴을 지나 등으로 굽어진다. 이러한 "블록"은 가장 높은 곳에서부터 가장 낮은 곳으로 T1에서 T12로 구성된다.
- 등 아랫부분은 허리뼈$^{lumbar vertebrae}$로 이루어지며 5개 모두 L1에서 L5와 "꼬리뼈(S1에서 S5)"가 융화된 엉치뼈$^{sacral vertebrae}$ 5개로 구성된다. 당신이 생각하는 것보다 꼬리뼈 그림을 보는 것이 더 정확하다. 척수신경은 척추뼈 아래로 계속 이어진다. 척수는 L2에서 끝난다. 나머지 신경은 말총$^{cauda equina}$이라는 별명으로 허리에서 엉치 부분까지 말꼬리처럼 "늘어져 있다."

강철 신경

안전한 척추뼈 "거처"에 둘러싸인 척수는 바깥 신경 경로인 말초신경계로 주고 받을 뿐만 아니라 뇌로 오가는 신경을 구성한다. 이런 "뇌 안에 있는" 척수신경다발은 뇌에서 나와 손목까지 연결된다. "상부 명령"인 뇌에 도움을 받아 근육과 관절과 사지를 움직인다.

또한 척추뼈 사이에 말초신경계로 뻗어가는 척수신경 섬유가 있다. 그들은 "뇌의 방해"없이 근육과 관절과 팔다리를 움직일 수 있다. 척주 그 자체가 "되돌아오는"신호를 받는 시간을 줄여서 빠르고 적절하게 반응을 보내는 감각을 처리할 수 있다. "뇌 없이"하는 이러한 예시로 의사가 환자에게 신체 검사를 하려고 검사용 망치로 다리를 가볍게 치는 "무릎반사^{knee-jerk reaction}"같은 반사 반응을 포함한다.

뇌와 같은 마음으로 일하는 척주 신경이 어떻게 일하는지 한 예시가 있다.

당신이 부엌에 가서 주전자에 물이 끓기를 기다리고 있다. 인내심이 부족하여 차 한 잔 기다리기 힘들다. 마침내 끓는 소리가 나고 주전자를 쥔채 물을 붓기 시작한다. 서두르느라 그만 주전자 뚜껑을 단단하게 끼우지 못한 채 물을 붓자 뚜껑이 떨어지면서 뜨거운 물이 당신 손등에 흘러내린다. 아! 소리 지르며 손을 흔든다. 뇌는 말초신경을 통해 감각을 받는다. 뜨거워! 척주를 통해 반응할 메시지를 보낸다. 척수신경은 즉시 연이어 반응을 보낸다. 손을 흔들고 움직인다! 즉시 모든 것이 일어난다. 몇 초 안에 뇌가 팔을 부른다. 훌륭한 저녁 메뉴 계획과 함께 부르던 노래를 잊어버린다. 모든 생각과 모든 행동이 다친 손을 응급처치하며 낮은 목소리로 욕을 하고 있다(계획에 맞지 않지만).

그러나 외부 환경에서 오는 자극은 뜨겁거나 차거나 건조하거나 습한 것보다 복잡하다고 여겨라. 가득 찬 쓰레기 봉투를 손에 쥐고 걸음을 내딛다가 다음 걸음에서 발을 헛딛었다고 상상해보라. 넘어지기 시작하고 넘어진다는 사실을 안다. 당신 뇌가 척주를 통해 신체로 메시지를 활발하게 주고받는다. 겁을 먹었다. 땅바닥은 미끄러우며 아래 석판은 단단하여 심각하게 다칠 수 있다. 즉시 뇌는 명령을 보낸다. 넘어질 때 쓰레기를 버리고 완충 작용을 하기 위해 팔을 뻗어라. 척주 안에 있던 신경이 근육에게 메시지를 전달한다. 당신은 손을 뻗고 쓰레기를 하늘로 던진다. 당신이 넘어지지만 팔이 머리와 가슴을 보호한다. 아마 온통 시퍼렇게 멍이 들 것이다. 그러나 그 이상은 아니다. 뇌에서 내려가는 신경계 전체가 우아하게 행동하지 못한다 할지라도 여기 1000분의 1초 이내에 작전이 훌륭하게 수행된다.

그러나 만약 척주가 손상된다면 어떻게 되는가? 신경이 그 자리에서 충격을 당해 뇌에서 메시지를 주거나 받지 못한다면 어떻게 되는가?

기능은 모양과 같다.

척수를 다쳤다면 신경다발이 붓고 멍들며 심각해져서 신경로 사이에 의사소통이 부족하게 된다.

"척수가 심각하지 않다"라고 사람들이 듣게 된다면 마치 다시 고칠 수 있을 것처럼 헛된 기대를 하게 된다. 기억해야 할 중요한 사실이 있다. 대부분 척수손상은 심각하게 척수가 다치지 않는다. 그러나 신경이 다치면 새로운 상황이 영원히 지속된다. 뇌는 더 이상 움직임을 알아차리지 못하고 그 명령은 손상 부위 아래 근육과 신경을 못 본 척 한다. 말초신경은 즉각 반응을 요구하는 메세지를 더 이상 보낼 수 없다. 너무 뜨겁다! 너무 차갑다! 오! 짧은 순회 노선이나 짧은 단절 퓨즈같이 충격 받은 부위 아래 척주가 조용하게 남게 된다. 뇌가 다리를 위, 아래, 교차하여 움직이라고 명령할 수 없다. 아무것도 할 수 없다.

고요함 속에 심각한 정도는 척수손상 부위에 따라 다르다. 이러한 상황 속에서 의사는 특정 레벨에서 신경 손상의 정도에 따라 기능이 어떻게 다른지 정확하게 결정할 수 있다.

- 예를 들어 C1에서 T1까지 목, 팔 근육, 가슴, 복부, 다리, 가로막과 연관되며 팔다리마비[quadriplegic] 손상이 된다. 장과 방광 기능에도 영향을 미친다. 양 팔과 다리도 마비될 것이다. 다친 이들은 호흡을 도움받아야 한다. 그는 손상 레벨 아래 사용되는 근육, 기관, 신경경로를 통해 일상생활을 한다. 일상생활은 휠체어를 사용하여 옷을 입고, 머리를 빗거나 먹거나 말하는 행동도 포함된다. 그러나 만약 손상이 C7에서 T1이라면 대게 독립적이다. 그들은 이동하면서 일상생활을 할 수 있다.

기능적인 활동

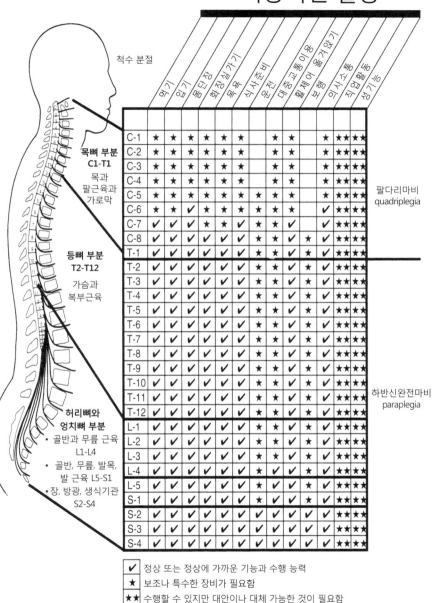

- 척수 분절
- 목뼈 부분 C1-T1 / 목과 팔근육과 가로막
- 등뼈 부분 T2-T12 / 가슴과 복부근육
- 허리뼈와 엉치뼈 부분
  - 골반과 무릎 근육 L1-L4
  - 골반, 무릎, 발목, 발 근육 L5-S1
  - 장, 방광, 생식기관 S2-S4
- 팔다리마비 quadriplegia
- 하반신완전마비 paraplegia

✔ 정상 또는 정상에 가까운 기능과 수행 능력
★ 보조나 특수한 장비가 필요함
★★ 수행할 수 있지만 대안이나 대체 가능한 것이 필요함
☐ 손상 레벨에 따라 실현 가능하지 않음

- T2에서 T12까지 하반신완전마비^{paraplegic} 손상으로 팔을 모두 사용할 수 있지만 다리, 가슴, 복근에 영향을 미칠 수 있다. 방광과 장 합병증도 일으킨다. T10 손상인 사람은 휠체어가 필요할 것이다. 그는 운전하는데 대체로 적절한 장치$^{adaptive\ equipment}$가 필요할 것이다.
- L1에서 S1은 하반신완전마비 증상이 나타나지 않을 수도 있다. 손상 때문에 방광과 장, 골반과 하지 근육에 영향을 미친다. 보행 시 보조기^{brace}가 필요하다. 무기력을 느낄 수도 있다. 이 부위가 손상되면 대게 다시 보행하는 법을 훌륭하게 배운다.
- S2에서 S4 손상은 "척수 등급 윗 단계"에서 발생하는 것보다 더 많은 장애를 만든다. 이 부위가 다친다고 보행을 못하는 것은 아니다. 그러나 여전히 침실 문제와 방광과 장의 합병증이 야기될 수 있다.

손상 부위에 따라 모양, 위치, 미치는 기능을 정확하게 서술한 p.13 그림을 참고하라.

축하한다! 당신은 척수손상의 기초와 해부학을 배웠다. 그러나 손상 위치에 대한 지식보다 정확한 진단이 더 중요하다. 얼마나 다쳤느냐가 어디를 다쳤느냐만큼 중요하다. 다음 장에서 원시시대에서부터 치료에 영향을 미친 진단과 방법에 대해 알아볼 것이다.

02
진단과 초기치료

"내가 무슨 일을 겪었는지 알고 있다. 난 다리를 쓸 수 없다. 마비되었다.

그러나 내 주치의가 보여준 진단서에는 항상 그렇지는 않겠지만

내가 아는 것보다 더 심각하게 적혀있다. '짠! 당신은 다시 걷지 못합니다.'

내 상태가 재활 치료를 할 수 있는 상태로 바뀌었다.

그리고 지팡이cane를 이용해 보행을 배우고 있다.

덧붙여 희망이 정말 중요하다는 점을 깨달았다."

―콜로라도강 급류에 떠내려가는 사고를 당한 20살 학생

 잠깐만 시간을 거슬러보자. 기원전 1700년이다. 당신이 이집트 시민이라고 상상해보자. 하얀 천을 두르고 형형색색의 두건을 쓴 의학 실습생으로 파피루스에 열심히 쓰고 있다. 한 노동자가 천막에 들어온다. 피라미드로 바위를 옮기는 과정에서 다쳤다고 한다. 다리를 움직일 수 없었고, 손도 역시 움직일 수 없었다.

 똑똑한 의사가 척추와 몸통을 고정하고, 목과 머리에 기름을 바르라고 처방한다. 매일 다친 부위에 꿀로 마사지하라고 권한다. 그러나 실습생인 당신이 이러한 처방을 받아 적더라도 담당 의사가 무슨 생각을 하는지 눈치챌 것이다. 이집트인이 5천년 전 사람일 지라도 말이다. 바로 "척수손상은 치료될 수 없다"는 사실이다.

느린 진행 상태

　불행히도 척수손상 치료는 무수한 역사 속에서 빠른 속도로 발전하지 못했다. 고대 그리스인과 로마인은 두드리는 진탕 치료법을 고안해냈다. 이 치료법은 손상된 사람을 수직으로 세운 기둥에 묶고, 격렬하게 흔들어댔다. 그리스인은 확신하지 않지만 척주를 재배열하기 위해서 "신경을 바로 정렬하려고 흔드는" 방법으로 치료했다. 그러나 분명한 사실은 도움이 되지 않았다는 점이다. 아마도 더 많은 손상을 가져왔을 것이다.

　척수손상은 중세기에도 더 나아질 기미가 보이지 않았다. 의사들은 신경을 자극하고 문제를 일으키는 것이 뼈 조각이라고 생각하여 와인보다 더 강한 마취제 없이 제거 수술을 했다.

　당연히, 수술은 도움 되지 못했다. 르네상스 시대에는 스트레스를 줄여서 올바른 마음을 갖고자 했다. 만약 마비 때문에 근육이 긴장되었다면 르네상스 사람들은 레오나르도 다빈치를 자랑스러워하듯이 마비된 부분을 때렸다. 초기 형태의 견인을 통해 목과 어깨에 압박을 가했다. 불행히도 척수손상은 염좌된 근육처럼 간단하지 않다. 대부분 척추를 감싸고 있는 척주는 심하게 손상된다. 치료하기 위해서는 견인이나 온습포만 필요한 것이 아니라 생활에 적응할 시간이 필요하다.

　1차 세계전쟁으로 척수가 손상된 많은 군인이 몇 주 안에 사망했고 보통 요로감염, 폐렴, 호흡기 질환, 욕창, 치솟는 고혈압 같은 합병증을 겪었다. 신경외과학이 출현했지만 미비하게 신경 손상된 경우가 아니면 척수손상된 희생자들의 장래는 우울해보였다.

재활 치료 시작하기

　2차 세계대전까지 상황이 갈수록 심각해졌다. 더욱 더 많은 군인들이 임시 병원에 입원했으며, 환자들의 불평이 이어졌다. 그들은 걸을 수 없었다. 호흡하지 못하고 팔을 움직일 수 없었다. 게다가, 캠프까지 돌아가는 동안 사망

자보다 척수손상된 사람이 더 많아졌다.

분명히 무언가를 해야만 했다. 루드비히 구트만 경$^{Sir Ludwig Guttmann}$이 척수손상환자에 대해 관심을 갖기 시작하면서, 현대 재활의 아버지로 불리게 되었다. 그가 영국의 스톡 맨드빌 병원$^{Stoke Mandeville Hospital}$에서 일하기 전에는 환자들 중에서 척수손상 환자가 가장 나쁜 경우라고 여겼다. 의사와 간호사가 환자의 임종을 기다리는 동안 병원에서 쓸쓸하고 고독한 삶을 살았다. 척수손상에 대한 편견이 너무나 심해서 사회에서 낙인 찍혔고 심지어 병원 관계자들도 편견을 가졌다.

그러나 루드비히 구트만 경은 온전하고 건강한 마음을 지닌 사람은 자신을 무너뜨릴 지독한 운명에서 나올수 있다고 믿었다. 만약 환자에게 새로운 삶을 적응하는 방법을 소개한다면, 삶 속에서 다시 새로운 목적을 찾게 될 것이라고 생각했다. 환자는 희망을 발견하고 활발하고 번영하는 사회 일원이 되었다. 이 목적을 달성하려고 그는 재활팀을 구성하고 척수손상된 이들이 잘 살기 위해 장기간의 돌봄이 필요하다고 주장했다.

구트만경은 척수손상으로 인해 부동^{immobility}으로 방광과 장의 문제, 욕창, 감염이 나타난다고 일반인에게 알렸다. 그는 카테터 삽입을 소개하였고, 의사, 치료사, 상담사, 심지어 학교 선생님들과 최고팀을 꾸려서 척수손상으로 피해자가 된다는 미신을 떨쳐내고자 노력하였다.

그 당시 의학적이고 과학적인 방법은 척수손상을 진단하고 치료하는 매뉴얼을 만드는 것이었다. 사고 후 몇 시간 이내 손상이 더 심해지는 것을 방지하는 치료약이 소개되었다. 항생제는 감염을 방지하고, 항우울제는 손상의 모든 점을 인지했을 때 불가피하게 오는 우울증을 완화했다.

또한 휠체어는 이동성으로 나아가는 새로운 출발이 되었다. 대부분 스포츠에 맞게 특별히 고안한 전기 기계와 휠체어가 디자인되어, 척수손상된 생존자들이 무능력하지 않고 사람들과 잘 어울리며, 사회 일원으로 기여하게 되었다.

중요한 단서

성공적인 재활 치료를 시작하기 전에, 손상 그 자체를 진단해야 한다. 재활팀은 손상의 범위와 손상된 척추의 위치를 정확하게 파악해야 한다. 재활팀은 손상된 사람에게 일상생활에서 어떤 감각이 남아 있는지, 무엇을 느낄 수 있는지, 어디까지 남아 있는지 결정한다. 그리고 재활 치료 동안에 재활 치료를 성공하기 위해서 진행 과정을 바꾸고 바로잡고 진척시키기 위해서 계속 주시해야 한다.

진단의 첫 번째 단계는 척수손상이 어떤 유형인지 정확하게 결정내리는 것이다.

손상되는 유형 1. 굽힘 손상

척수손상은 외부와 단절된 상태에서 발생하지 않는다. 척주에서 신경으로 무엇인가 발생할 때 척주 뼈 주변이나 인대와 근육에서 손상이 나타난다. 굽힘 손상은 말을 타다가 떨어져 다치는 손상처럼 앞이나 옆으로 척주가 밀리게 된다. 신경 손상뿐 아니라 척주 부분이

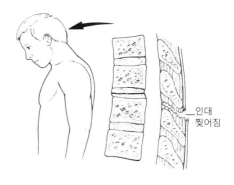

인대
찢어짐

✚ 다음 세대를 위한 재건은?

옛 말에 중추신경계는 재생될 수 없다고 한다. 일단 척수손상이 되면 손상된 채 삶을 살아야 한다. 그러나 변화는 늘 진행된다. 멀리 있는 말초신경계의 신경은 되돌아오지만 척수는 그렇게 되는가? 과학자는 언젠가 척수가 되돌아오는 발전을 보게 될 것이다. 섬유 그 자체에 집중하는 대신에 현재 과학자는 환경과 함께 실험하고 있다. 실험동물에게 적절한 환경을 주고, 자라는 환경을 주었을 때(손상된 척수손상을 연결하는 "접착제"같은 추가 세포) 기능이 약간 돌아왔다.

만약 사람과 관련된 사례에서 이러한 경우가 증명되기에 아직 이르지만 초기 연구는 유망한 듯 했다.

부러지고, 배열이 어그러지고 둘러싼 인대가 찢어지기도 한다. 척주는 다른 척추 위에 한 척추뼈가 정렬하지 못하고 비틀어진다.

손상되는 유형 2. 과도한 폄 손상

당신이 차를 운전하는 중에 갑자기 트럭이 차 앞에 끼어 드는 바람에 충돌을 피하기 위해 브레이크를 밟았다. 그런데, 꽝! 뒤따라오던 차가 피하지 못하고, 당신의 차 뒷 범퍼에 쾅 충돌했다. 힘세고 빠르게 충격받는 순간, 당신 몸이 척주와 함께 뒤로 젖혀진다. "뒤를 충돌한" 사건으

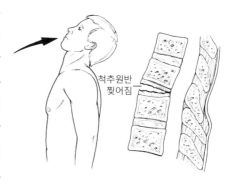

로 척추손상에서 과도한 폄 손상이 일어난다. 그리고 척추원반과 인대가 손상되고, 척주신경이 압박되며 비틀어지고 심하게 어긋나게 된다.

손상되는 유형 3. 압박 손상

가장 나쁜 경우이다. 3층짜리 지붕 위에서 당신이 공사를 하고 있다. 그러다가 사다리에서 균형을 잃고 엉덩이로 떨어졌다. 악! 낙상으로 척주를 모두 쥐어짜고 척추를 단축시키며 당신을 무자비하게 내리쳤다. 다른 말로 낙상의 힘으로 압박 손상이 발생되어 척수를 내리 눌렀다. 낙상의 충격은 신경을 손상시키며 감싸고 있는 척추에 타격을 주었다.

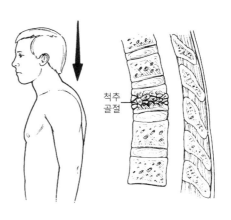

손상되는 유형 4. 돌림 손상

당신이 자동차에 아이들을 무리 지어 태웠다. 평소처럼 반려견이 뒤에 탔고, 백미러를 주시했다. 갑자기 차사고가 크게 났다. 당신의 신경이 너덜너덜하게 되었고 반려견이 짖는 소리 사이로 아이들 모두 소리 질렀다. 오른쪽 차도로 들어갈 때 생각할 겨를도 없이 머리를 빠르게 돌려 뒤를 보았다. 지프차

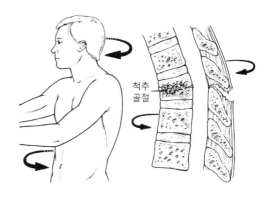

척추
골절

가 당신 차 옆을 치자마자 짧은 순간 당신이 비명을 지르기 시작했다. 쾅! 차는 어정쩡하게 움직이며 덜덜 떨렸다. 지프차가 운전석을 향해 당신을 심하게 쳤다. "옆에서 치는" 척수손상 유형은 같은 시간 갑자기 다른 방향으로 척수를 비튼다. 척추뼈는 부러질 수 있고 신경은 늘어나고 심각한 부상을 입는다.

손상되는 유형 5. 불완전 손상

불완전 손상은 정확하게 얼마만큼 온전한 부분이 남아 있는지가 중요하다. 사고가 부분적이거나 전체적으로 압박이나 돌림, 과도하게 폄이든 아니든 간에 손상된 척추 레벨 아래의 지배 근육이 움직이거나 느낌이 있다면 당신은 불완전 척수손상이다.

✚ 척수쇼크에 대한 진실

처음 척주를 다쳤을 때, 실제보다 더 악화되어 보인다. 당신은 마비, 반사소실, 무감각, 혈압 감소, 방광과 장 조절의 어려움, 심지어 불규칙한 호흡을 경험한다. 하지만 영원한 것은 아니다. 척수쇼크spinal shock라고 부르는 이러한 증상은 며칠이나 몇 주 동안 지속될 뿐이다. 일단 몸이 적응하게 되면 몇몇 근육 활동과 약간의 감각 조절이 돌아온다. 척수쇼크가 진전된다면 의료진은 당신의 상태를 좀 더 정확하게 평가할 수 있다.

중심척수 불완전 손상central cord incomplete injury은 척수 중앙이 손상되고, 정확한 부분에 따라 선택적으로 다리보다 팔에 더 많은 연관이 있다. 만약 팔을 움직이는 척수의 상위 부분이 손상되었다면, 양쪽 상지와 하지가 움직이기 힘들다. 만약 척수 아래와 관련있다면 걷기가 더 힘들 것이다. 또한 방광과 장에도 문제가 있을 것이다.

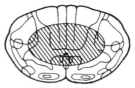

중심척수 불완전손상

앞척수 불완전 손상anterior spinal cord incomplete injury은 척수의 앞부분에 사고가 난 것이다. 손상 레벨 이하의 모든 움직임을 잃지만 촉각, 진동, 뜨겁고 차가운 감각을 느낄 수는 있다.

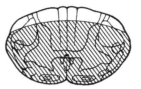

앞척수 불완전손상

뒤척수 손상posterior spinal cord incomplete injury은 전 척수손상과 반대이다. 척수신경의 뒷부분과 연관이 있다. 손상된 부위일지라도 움직일 수 있지만 움직이는 감각을 느낄 수는 없다. 당신이 움직일 수 있어도 느끼지는 못한다.

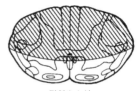

뒤척수손상

브라운세까르 불완전 손상 Brown-Sequard incomplete injury은 척수의 절반과 관련있다. 척수손상 레벨 이하의 감각은 느낄 수 없지만 움직일 수 있고, 손상된 부위 한쪽에만 관련이 있다. 그러나 뜨거움, 차가움, 통증과

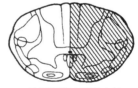

브라운세까르 불완전 손상

✚ 기회의 문

척수손상 후 처음 12시간이 가장 중요하다. 손상이 더 악화되는 것을 막기 위해 초기 응급실에서 아주 강력한 스테로이드 약을 투여하여 부종, 감염, 멍 bruising을 줄일 것이다.
첫 12시간의 기회 동안 마비 정도를 줄이는데 메틸프레드니솔론methylprednisolone이 효과적이라고 국립건강협회National Institutes of Health가 연구했다. 예외적인 경우는 어떤 때일까? 드물지만 척수신경이 완전히 심하게 손상되었을 때이다.

같은 감각은 손상된 반대측에서 나타날 것이다.

손상되는 유형 6. 완전 손상

완전손상은 말 그대로 완전 손상된 것이다. 그러나 다쳤을 때 무슨 유형이든 간에 척수신경은 완전히 손상되어 당신은 어떤 것도 느낄 수 없거나 손상 레벨 이하에 움직일 수 없을 것이다.

검사 장치

그림을 보거나 손상 타입을 지적하면 이해하기는 쉽다. 그러나 당신이나 가족의 신체가 위태로운 경우 아주 다른 문제이다. 심각성과 그에 대한 손상 유형을 아는 것이 정확한 급성 외상 치료 뿐만 아니라 재활의 과정과 성공에 중요한 역할을 한다.

운 좋게 임시 견인과 막대기 흔드는 진탕법pole shaking of succussion에서 멀리 빠져 나왔다. 진단은 마법 지팡이가 아니다. 마법처럼 모자에서 토끼를 가능한 아주 빠르게 당기지 않더라도 오늘날의 진단 도구는 이전보다 더 빠르고 더 정확하다. 아래에 예시가 있다.

X-ray ── 맞다! 팔이 부러지고 발목이 삐었거나 최근에 정기 검진을 받을 때 시행하는 단순한 검사이다. 이전보다 더 안전하고 정확하게 할 수 있고 좀더 질 좋은 필름과 기술 덕택으로 X-ray는 뼈와 척주를 깨끗하고 정확하게 찍는다. 의사가 골절이나 탈구가 있는지에 진단할 때 사용한다.

> **지혜의 문은 결코 닫히지 않는다.**
> – 벤자민 플랭클린
>
> 당신이나 가족이 척수손상을 당했을 때에도 항상 배울 수 있는 무언가가 있다.

CT스캔 —— 이것은 CAT^Computerized Axial Tomography^으로 부르지 고양이(cat)나 강아지로 부르지 않는다. CT스캔은 X-ray가 있는 곳에 CT스캔도 있을 만큼 많은 병원이나 의원에서 흔히 볼수 있다. 커다란 도넛 모양의 기계로 아주 자세하고 정확한 방식으로 뼈가 손상된 부분을 밝히기 위해 신체를 "얇게 잘라" 척주를 찍는다.

MRI —— 서두에 하는 거창한 인사말과 같은 단어는 아니다. 대문자는 Magnetic Resonance Imaging으로 CT 스캔과 친척 관계이다. 병원이나 의원에서 흔히 볼수 있는 진단 기계이다. MRI는 한 단계 더 정확하다. 컴퓨터 기술과 물리학의 결합으로 MRI는 척수를 통과하여 높아진 전하를 기록하는 무선주파수와 자석을 이용한다. 이 전하가 높은 해상도의 사진으로 전환되어 척수가 손상된 것을 깨끗하고 효율적으로 보여준다. CT 스캔이 뼈에 더 적합하다면 MRI는 척추원반이나 연부조직, 척수손상에 더 많은 선택을 하게 된다. CT스캔은 단순하게 아주 작은 조직들은 잘 보여주지 못하기 때문이다.

✚ 장애 등급의 ASIA 정도

A: 완전 손상. 척수의 엉치뼈 부분, 생식기, 직장 부분을 포함하여 손상 레벨 이하의 감각이나 운동 기능을 알 수 없다.

B: 불완전 손상. (감각만 보존) 감각을 느끼는 능력이 완전히 잃은 것이 아니지만 손상 레벨 아래 운동 기능이 전혀 되지 않는다(생식기와 직장 부위를 포함한다).

C: 불완전 손상(약간의 감각과 운동 기능이 보존된다). 손상 레벨 아래 정상은 아니지만 몇몇 근육을 조절한다. 이 부위의 중요한 근육을 검진할 때, 절반 이상의 근력 등급이 3 아래이다.

D: 불완전 손상(운동 기능이 보존된다). 손상 레벨 이하에 상당한 근육 조절을 한다. 이 부위의 중요 근육을 검진했을 때, 절반 이상의 근력 등급이 근력 3과 같거나 높다.

E: 정상. 감각과 운동 기능 모두 완전히 정상이다.

신경학검사와 신경심리검사^{Neurological and Neuropsychological Testing} —— 이 검사는 문제의 중심에 이르게 된다(넙다리네갈래근에서부터 세갈래근까지, 두갈래근에서 손가락 벌림근까지). 양쪽 근육과 손가락, 발꿈치, 넙적다리, 발가락을 포함하여 몸의 여러 부위를 안전핀으로 약간 찔러 감각 지점을 평가하고 등급을 매긴다. 이는 바른 재활 치료 뿐만아니라 손상의 심각도를 측정하는데 도움을 준다(다음 장의 중요한 진단 도구 ASIA를 참고하라). 신경정신학적 검진은 뇌의 외상(척수손상의 35%가 뇌와 관련 있다) 시 설문지를 통해 기억력, 오른쪽과 왼쪽을 구별하는 능력, 언어를 말하고 이해하는 능력, 주변 세계를 이해하는 능력, 행동을 검사한다. 이러한 검사는 당신이 겪을 우울증의 단계를 결정한다.

애쉬워쓰 척도^{Ashworth Scale} —— 손이나 발 근육을 움켜쥐거나 짧아졌을 때 더 짧아지고 더 심해진다. 구축^{spasticity} 또는 비정상적으로 근긴장도가 증가하는 것은 마비의 일반적인 부작용이다(구축의 반대는 위축^{atrophy} 또는 이완성^{flaccid} 근육이며 다른 부작용은 4장에 나와 있다). 척수손상에서 물리치료와 일상생활을 방해하고 통증을 유발하는 매우 현실적인 문제가 될 수 있다. 관련된 구축 정도를 기술하고 기록하기 위해 전문 의료진이 애쉬워쓰 척도를 사용한다. 관절 범위, 근력, 유연성, 늘어나는 정도를 포함하여 각 근육을 측정한다. 애쉬워쓰 척도는 재활 치료 기간 내내 평가 도구로 사용된다.

✚ 운동 등급 척도(scale)

0	=	완전마비
1	=	드러나거나 촉진할 수 있는
2	=	모든 범위에서 능동적인 움직임. 움직일 때 중력을 이길 수 없음
3	=	모든 범위에서 능동적인 움직임. 중력을 이길 수 있음
4	=	모든 범위에서 능동적인 움직임. 적당한 저항에 대항할 수 있음
5	=	정상. 모든 범위에서 능동적인 움직임. 모든 저항을 이길 수 있음
NT	=	검사할 수 없음

FIM—— 이것은 다큐멘터리 방송에서 나오는 글자가 아니다. FIM은 Functional Independence Measure로 기능적 독립성 척도이며, 다른 진단 도구 보다 항목이 더 많고, 척수손상이 일상에 미치는 영향을 자세히 알 수 있다. 다른 말로 FIM은 옷 입기, 목욕, 식사, 의사소통, 동네 주변 산책하기 같은 일상생활 기능을 수행하는 능력이 얼마나 되는지 알수 있다. 앞에서 말했듯 이 버팔로 소재 뉴욕대학에서 끊임없이 발전시킨 재활 치료를 하는 동안 평 가할 수 있는 내용을 포함한 18개 영역이 있다. 완전히 독립할 수 있는 것은 7 점이며, 보조 기구를 이용하여 옷을 입는 스스로 할 수 있는 활동은 5점, 활 동을 하기 위해 모두 도움을 받아야 하는 것은 1점이다.

ASIA

명확성는 어느 영역에서든 어떤 관계나 어떤 상황이든지 중요하다. 하지만 건강과 관련하여 정확한 의사소통은 삶과 죽음에서 중요한 문제이다. 척수 손상에서도 예외가 없다. 명확성은 적절히 진단하고 바르게 결정하며 재활 치료를 성공하기 위해 중요하다. 손상을 빠르게 기술하며, 관련된 의료팀이 모두 이해하여 전체 재활팀 간에 의사소통할 수 있는 기준이 반드시 준비되 어야 한다. 미국척수연합American Spinal Injury Association, ASIA에서 감각과 움직일 수 있 는 능력 모두 정확히 나타내는 신경 분류 차트를 고안했다. ASIA 분류라 명 명하며 분명하고 보편적인 언어로 손상을 나타내는 데 유용하며 급성 치료 와 재활 치료 동안 계획을 세우고 따라가는 데 도움이 된다.

예를 들어보자.

조나단이 응급실에 실려 왔다. 오른쪽 다리를 전혀 움직일 수 없었다. X-ray의 CT 스캔은 그가 척수를 감싸고 있는 뼈인 L1(허리뼈 1번)이 골절되었다 고 한다. 신경학 검사를 통해 그가 오른쪽 다리를 약간 움직일 수 있지만, 감 각은 느끼지 못하는 듯 했다. 그는 왼쪽을 전혀 움직일 수 없었다. 그뿐 아니 라 방광과 장 조절을 할 수 없었다. 조나단의 손상은 R-L1M(오른쪽 요추 1번

운동 가능)이라 명명했다.

사건이 일어났을 때, 조나단의 골절과 신경 손상은 같은 레벨이지만 증상이 다양하게 나타날 수 있다. C4(목뼈 4번)가 골절이라면, 신경학적 손상은 C6(목뼈 6번)에서도 시작하지 않을 수 있다. 다른 말로 신경학적 손상보다 다른 레벨에 골절이 있을 수 있다. 당신 목이 부러졌을지라도, 신경학적 손상은 척주 아래 2cm도 발생하지 않을지 모른다. 게다가 손상 부위에 따라 왼쪽이나 오른쪽이 강하거나 약할 수 있다. 조나단의 경우는 왼쪽이 오른쪽보다 더 나쁘게 나타났다. 그는 왼쪽 손과 다리를 움직일 수 없었지만 오른쪽의 경우 약간의 능력이 제한될 뿐 움직일 수 있었다.

만약 이러한 개념을 이해하기 어렵다면 최근에 정원 호스를 쥐었던 것을 기억해보라. 물은 당신이 호스를 잡은 것보다 1~2인치 정도 위까지 계속 흐른다. 당신이 손을 쥔 방향에 따라 오른쪽보다 왼쪽의 분출이 더 빠르게 나갈 때도 있다. 이러한 차이가 나는 이유는 무엇일까? ASIA 체계는 손상된 비율에 따라 신경학적 레벨을 사용한다.

ASIA는 개인적인 척수손상을 결정하는 데 더 깊이 관여한다. 또한 근긴장도는 0-5까지 비율로 분류한다(p.24 운동 등급 척도를 참고하라). 조나단이 중력을 이기고 오른쪽 다리를 움직일 수 있다면(그러나 뇌까지 감각 정보가 전달 될 수 없다면) 그의 등급은 3: 보통 fair이다.

조나단의 부상은 몇몇 운동 기능이 온전하며 L1(허리뼈 1번) 손상으로 아래 감각 능력은 잃게 되어 불완전 손상으로 분류되었다. 그의 재활 치료는 방광과 장 조절을 포함하게 되어 보조기를 착용하고 걷는 법을 배워야 할 것이다.

축하한다! 당신의 '검사'가 끝났으며 새롭고 독립적인 삶과 희망의 새로운 이해와 도움과 실질적인 목표를 향해 한 걸음 내딛게 될 재활 치료를 준비하게 되었다.

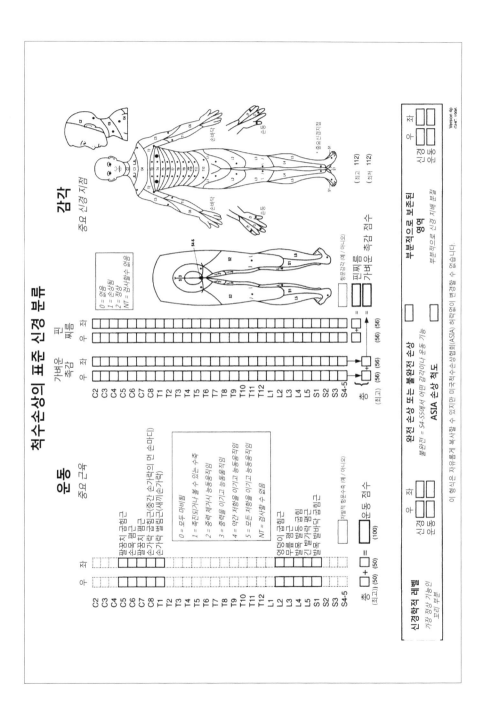

03
재활교육:
전반적인 부분

- 재활 치료에서 회복할 수 있는 것은 무엇인가? 나는 다리를 움직일 수 없다. 결코 다리를 움직일 수 없을 것이다. 그래서 이제 잊어버려라! 틀렸다!

- 척수손상은 희망이 없다. 의존과 우울한 일생에서 스스로 뒤로 물러나는게 낫다. 틀렸다!

- 재활 병원은 차갑고 무관심한 공간이다. 침상에서 떠날 수 없으니 병원에서 지내는 것보다 집에 있는 것이 더 낫다. 틀렸다!

- 재활은 재활이다. 당신이 어느 병원을 가든지 어떤 의료진이든지 상관없다. 의사, 간호사, 치료사 모두 똑같다. 틀렸다!

- 재활 치료를 원치 않는다. 나는 단지 이전처럼 걷고 싶을 뿐이다. 나는 지금 걷고 싶을 뿐이다. 틀렸다!

만약 당신이나 사랑하는 이가 척수손상으로 고통을 겪고 있다면, 당신은 아마 위에서 제시한 예시처럼 같거나 아주 비슷하게 잘못된 충고를 듣게 될지 모른다. 현실을 직면하자. 만약 당신이 재활 치료 하지 않는다면 당신이 찾고 있는 재활 정보도 없다. 깊이 생각해야 할 필요도 없다.

재활의 개념은 걱정, 혼란, 외상투성이다. 시간을 더 들여서 당신은 결정을 내릴 이상적인 마음 상태는 아니다. 당신은 희망적이지만 동시에 미신으로 가득하다.

치료제가 아닌 회복

재활 치료는 치료제가 아니다. 두 알의 약을 먹고 의사에게 아침에 전화하는 것이 아니다. 침상에서 휴식을 아주 많이 하지 않더라도 몇 달 안에 좋아지는만큼 새롭게 될 것이다. 재활팀은 당신을 변화시키기 위해 모든 모양으로 당신을 도울 것이다. 또한 생각하고 행동하며 도달할 범위 안에서 독립성을 확보하는 새로운 방법으로 인도할 것이다. 재활은 치료제보다 당신의 삶을 회복하고 구성하는 과정이다. 좋은 재활 병원이라면 할 수 있는 최대한 독립성을 확보하기 위해 당신과 사랑하는 가족을 도울 것이다.

돌아가기: 사실은 거짓말하지 않는다.

당신이 무슨 풍문을 들었든지 사실은 올바른 재활 치료 활동이 중요하다는 것이다. 또한 손상에 대해 깊은 영향을 미친다. 병원에서 치료사들이 모두 함께 일하고 전체가 부분보다 더 크다는 개념의 팀 접근법을 활용할 때 척수손상 환자가 병원에 머무는 기간이 손상 정도에 따라 평균 134일에서 99일, 54일로 줄어들고 있다. 더욱 개선된 점은 이러한 현상으로 1973년보다 입원비가 줄어들었다. 더욱 더 좋은 소식이 있다. 생존자 대부분이 풍부하고 꽤 독립적인 삶을 이끌고 있다. 한 연구에서 단 3.1%만이 재활 병원을 퇴원하여 요양원으로 이송되었다. 그리고 1년 후에 그 숫자가 2% 정도 감소했다.

팀워크. 재활 치료와 삶을 위한 모범 체계

독립성. 당신의 독립성. 이것이 물리치료사에서 직업상담사까지, 영양사에서부터 사례관리자까지 재활팀의 모든 멤버 각자가 원하는 목표이다.

팀 단원들이 그들의 역할과 손상의 특정 측면을 향상시키기 위해 전문 영역에서 활동할 뿐만 아니라 팀원 모두 함께 일한다.

물리치료사는 휠체어의 특정 유형을 어떻게 사용하는지 도와줄 것이다.

방광과 장의 관리는 재활 전문의와 신경외과 의사와 재활 간호사가 협의한다. 직업상담사는 심리상담사와 합의하여 감정적응을 치료한다. 이를 통해 새로운 직업을 준비할 수 있도록 도울 것이다.

당신에게 초점을 맞추고, 각자의 기술을 가능한 많이 당신에게 가르쳐주려고 각 치료사는 당신을 위해 각 분야별로 일한다.

그러나 동시에 계속해서 종합적인 과정을 확인하기 위해 팀의 다른 멤버와 함께 일할 것이다. 이러한 전문성과 기술이 전체적인 통합하여 최고의 재활을 만든다. 이 모든 것이 당신에게 최고의 치료로 바뀐다. 이러한 "팀 플레이어"를 살펴보자! 지금!

현실생활의 "우주선 지휘관"인 재활 의사 Rehabilitation Physician

중심축을 생각해보자. 배의 키를 잡은 선장이자 팀원의 대장. 이 사람이 바로 척수손상 환자들을 돌보는 특별히 훈련된 재활 전문의, 신경과 전문의, 정형외과 전문의이다. 재활 치료 동안에 진료를 통해 척수손상 환자를 책임진다. 재활팀의 다른 멤버들과 함께 따르고 전문 치료사와 의료진에게 처방을 내리며 당신을 위해 특별히 제작된 개별 재활 프로그램을 고안한다.

하나, 둘, 셋: 물리치료사

물리치료사Physical therapist는 재활 병원에서 부르는 명칭이다. 재활팀에서 중요한 사람이다. 척수손상 생존자가 근육과 관절이 최대한 힘을 내도록 이끄는 가장 가까이에서 독립성을 훈련한다. 그리고 만약 당신이 인공호흡기가 필요하다면, 물리치료사는 작업치료사와 함께 2인1조가 되어 새로운 환경에 적

✦ 재활의 신조

- 알려진 바처럼 척수손상을 수용하는 일이 강력한 무기이다. 그리고 손상된 사실을 수용하게 되면 치료에 더욱 전념하게 된다.
- 재활과정을 계속 지속할 수 있다.
- 간병인이 새로운 책임감을 가지고 당신을 더욱 잘 대처하여 도와줄 수 있다.

응하도록 돕는다. 보조 도구를 이용하여 불을 켜거나 끄고, 티비를 보며, 집에 있을 때 이쪽에서 저쪽으로 이동하는 훈련하며 새로운 환경 조절에 적응한다. 물리치료사는 당신에게 다음과 같은 것을 훈련한다.

- 휠체어를 사용하는 방법
- 침대에서 휠체어로, 바닥에서 휠체어로, 휠체어에서 차로 안전하게 옮겨 앉기[transfer] 하는 방법
- 근력을 재훈련하고 더 강화시키는 방법
- 몸을 뒤집고 몸을 세워 앉기, 구르기, 침대까지 이동하는 방법
- 만약 가능하다면 서기, 가능할 때 걷는 방법

잠 못 이루는 도시. 재활 병동 간호사

재활 병동 간호사[Rehabilitation Nurse]는 24시간 돌보게 된다. 좋은 재활 병원을 만들기 위해 중요한 요소 중 하나이다. 환자에게 필요한 모든 부분을 돌보는 사람으로, 좋은 기술을 가지고 신경써서 보살펴서 욕창을 방지하며 장과 방광 기능을 조절하며 환자와 얼굴을 마주보고 개별적인 교육을 제공하는 의료진이 재활병동 간호사이다. 간호사는 당신이 처지거나 훌륭한 과정을 거치거나 낙심하거나 세상으로 나아갈 준비가 되었는지 환자의 과정을 지켜보면서 재활팀의 다른 의료진에게 정보를 전달한다. 간호사는 치료 시간에 "과제"를 하도록 도와줘서 목표에 좀 더 빠르게 도달하고 성공하도록 돕는다.

행하여 배운다. 작업치료사

작업치료사[Occupational Therapist]는 도자기를 만들고 그림을 그린다. 작업치료사는 독립성을 위해 중요한 사람이다. 작업치료사는 척수손상 생존자들이 다시 독립적으로 사는 방법을 가르치는 사람이다. 재활 치료 전문가들은 일상생활[actives of daily living, ADL]에서 적응하는 방법을 가르친다. 옷 입기, 머리 빗기, 목욕, 운전, 방광과 장 조절, 식사하는 데 있어서 독립하는 새로운 방법을 당신에게 가르친다. 작업치료사는 삶 전체에서 당신의 신체, 심리, 사회 능력을 최대한 이끌어 낸다. 치료사는 물리치료사와 함께 일하면서 당신에게

가장 알맞은 운동 프로그램을 고안한다. 또한 보조기를 제작하고 팔에 착용시켜 당신이 가진 능력을 증가시켜 줄 것이다. 작업치료사는 집에서 신체 접근 가능한 환경을 만들기 위해 가족과 함께 일할 것이다.

대화하길 원하는가? 언어치료사

만약 당신이 뇌줄기 주변에서 척수손상이 일어났다면 연하 작용에 문제가 생길 것이다. 또한 당신이 원하는 내용을 대화하는 데 문제를 야기할 것이다. 당신의 언어는 아마 어눌하게 발음될 것이다. 당신이 약간 뇌손상을 당했다면 지각과 언어 장애를 만들었을 것이다. 언어치료사^{speech and language pathologist, SP}는 당신의 욕구와 그 외에 필요를 채우는 방법을 당신에게 가르치며 의사소통의 모든 것에 대해 훈련할 것이다. 필요하다면 컴퓨터로 의사 소통 방법을 도울 것이다.

숨 내쉬고 들이쉬기. 호흡치료사

만약 척수손상이 목 위쪽에 발생했다면, 호흡치료사^{respiratory therapist, RT}는 인공호흡기로 호흡하는 방법에 대해 당신에게 가르쳐줄 것이다. 호흡치료사는 손상 초기에 생존에 중요한 역할을 한다. 치료사는 호흡기 관련 근육을 강화하도록 도울 것이다. 당신의 호흡기 손상의 정도를 결정하는 데 도와줄 것이다.

재활팀의 총무. 사례관리자

직장인이 바쁘게 서류를 결제하고 전화하며 정리하고 사무실에서 사람들과 상황에 대해 논의하고 손이 모자랄 지경으로 바쁘게 모든 일을 즉시 처리하는 만화를 상상해보라. 두 손과 두 팔로 주어진 업무를 관리하는 이 사람이 사례관리자^{Case manager}이다. 사례관리자는 건강 보험의 복잡한 부분에 대해 가족들을 돕는다. 또한 병원 의료진과 가족 사이에 희망을 주며 교육이나 종종 낙담한 가족을 이해시키는 중개자로 활동한다. 또한 당신의 전체 재활팀과 일하며 모든 이들과 협조 관계를 맺으면서 같은 목표를 향해 일하고 같은 과정을 이루어 나간다. 사례관리자는 당신과 가족의 가장 좋은 협력자가 될 수 있다. 사례관리자의 도움을 받고 하는 말을 들어라. 그리고 당신이 원하는 가능한 많은 질문을 하라. 질문에 대해 도움을 준다.

자신이 먹는 음식이 곧 자신의 몸이 된다. 임상영양사

오늘날 세계에서 영양사 직업은 화려하다. 많은 이들이 살을 빼고 만성 질병을 줄이며 젊고 건강하기 위해 영양관리사를 찾는다. 그러나 임상영양사Clinical dietitian는 척수손상 생존자에게 아주 중요하다. 척수가 손상되면 몸무게가 확연히 변화된다. 체중이 급속도로 증가하거나 급속도로 감소할 수 있다. 사실 많은 생존자들이 처음에는 10kg까지 빠진다.

당신의 피부 긴장도가 떨어지고 나빠질 수 있다. 영양사는 특별한 상황을 평가하여 적절하게 식사를 계획할 것이다. 또한 적절한 방광과 장 관리를 위해 특별한 음식이 필요하다는 사실을 영양사가 알고 있어서 당신이 규칙적으로 음식을 섭취하도록 점검할 것이다. 또한 음식과 약물 간의 상호 작용이 없도록 당신이 무엇을 먹는지 주의 깊게 살필 것이다.

마비된 이들에게 건강하고 저지방식으로 곡물과 과일, 야채의 풍부한 섬유질은 특히 중요하다. 섬유소는 다음과 같은 것을 돕는다.

- 장을 규칙적으로 움직여 준다.
- 척수손상 생존자의 위험인자인 고혈압을 조절한다.
- 건강한 피부 긴장도를 유지하고 욕창을 방지한다.

영양사는 병원과 집에 있을 때 좀 더 독립적으로 지내도록 식습관에 대한 계획을 짜는 데 도와줄 것이다.

영혼을 위한 음식. 심리학자

당신의 새로운 삶에 대한 상황은 처음에 대단히 파괴적일지 모른다. 당신이 새로운 삶의 방식을 받아들이고 외부에 존재하는 가능성과 기회를 이해하고 기다리며 당신에게 주어진 제한점이 당신을 뒤로 가두지 않도록 받아들인다. 이러한 모든 것이 당신의 심리학자psychologist가 도울 수 있는 영역이다.

닳아빠진 자신에 대한 슬픔이 밀려올 때, 애도하는 과정을 통해 당신을 도울수 있다. 치료사는 당신의 가족, 친구, 배우자가 변화된 당신을 어떻게 대해야 하는지와 그들과 새로운 관계를 세우도록 도울 것이다. 심리학자는 당신이 과정을 잘 지나도록 돕고 스트레스를 줄이며 안심시킬 것이다. 짧게 말해심리학자는 당신의 중재자이고 장애와 삶의 새로운 사실을 적응하도록 당신을 돕는다. 치료사는 긍정적인 힘을 지녔다. 희망과 동기 부여와 결정을 북돋우면서 전반적인 재활 치료가 성공하도록 도울것이다.

그냥 하면 된다. 직업상담사

당신의 일상생활을 새로운 방법으로 훈련하는 것보다 생존해야 할 부분이더 많다. 휠체어와 보조기, 호흡기와 좀 더 친숙해진 후에 자신의 기술과 사용할 수 있는 재능을 활용하는 새로운 직업, 새로운 일을 소개받아야 한다. 직업상담사$^{vocational\ specialist}$는 당신에게 알맞은 직업을 찾도록 도울 것이다. 필요하다면 당신이 좀 더 도전적으로 접근 가능한 능력을 갖는 새로운 직업을찾도록 도울 것이다(한 예로 크리스토퍼 리브는 카메라 앞을 떠나 카메라 뒤에서 인정받는 감독으로 활동하고 있다). 직업상담사는 장애인 법 안과 밖에서 당신을 지도하며 사회에서 적응하도록 도울 것이다. 만약 당신이 학생이라면 직업상담사는 학습을 도와서 재활 병원에 있는 동안 낙오되지 않게 조력할 것이다.

우리는 팀 안에서 함께 한다. 재활상담사

재활의 모든 영역에서 실제적으로 성공하기 위해 가족의 지지와 교육이 필요한데 재활상담사$^{rehabilitation\ counselor}$는 가족이 안정되도록 돕는다. 또한 당신의 사회행동을 평가한다.
- 우울증을 겪은 적이 있는가?
- 친구와 문제를 일으킨 적이 있는가?
- 당신의 학력은 어떻게 되는가?
- 다치기 전 활발한 운동 선수였는가?

• 가족과 어떠한 관계였는가?

재활상담사는 환자의 대답뿐만 아니라 가족과 서로 소통하면서 상담을 분석한다. 상담사가 재활 병원과 집을 오가며 장기간 머무는 동안에 발견한 부분을 토대로 본인과 가족에게 현실적인 목표를 발전시켜 나가도록 돕는다. 상담사는 살아 움직이는 실제적인 소망을 지킬 수 있도록 돕는다.

일만 하고 놀지 않으면 바보가 된다. 놀이치료사

영혼을 세우고 동기 부여를 높이는데 웃음만큼 좋은 것은 없다. 삶을 정말 풍성히 가치 있게 사는 데 재미만큼 좋은 게 없다. 그러나 척수손상 생존자에게 말하라. 만약 치료사가 매일 물리 치료나 작업 치료를 하듯이 자갈밭에서 휠체어를 어떻게 사용하는지, 방광을 어떻게 관리하며, 머리를 어떻게 빗는지 배운다면 지루하고 희망을 찾기 힘들 것이다. 그러나 재미가 있다면 쉽게 치료에 임할 수 있을 것이다. 그것이 놀이치료사가 존재하는 이유이다. 치료사는 의미 없는 가볍고 진부한 이야기로 당신을 이끄는 "비현실적인 낙관주의자"가 아니다. 그보다 사고 전 환자가 좋아하는 것에 대해 즐길 수 있도록 실질적인 도움을 주는 준비되고 훈련된 전문가이다.

의지가 있는 곳에는 길이 있다. 놀이치료사$^{Recreational\ Therapist}$는 자신이 사랑하는 것을 새로운 방법을 익히기 위해 필요한 도구를 자신에게 보여줄 준비가 되어있다. 치료사는 독서를 하거나 친구를 위해 식사를 준비하거나 볼링에서 자전거까지 치열한 운동을 통해 여가 활동을 즐기도록 도울 것이다. 치료사는 휠체어를 타고 쇼핑 센터에서 영화 보거나 외식하며 마트에서 장보는 것까지 마을을 어떻게 돌아다닐지에 대해 알려줄 것이다. 그는 또한 당신이 이웃과 공동체에 적응하도록 도울 것이다. 집에 돌아갔을 때, 장애인을 위한 편의 시설이 있는 건물과 지지 모임에 대한 정보와 함께 지역 공동체의 장애인법 안에서 어떻게 활발하게 참여해야 하는지에 대해서 도움을 줄 것이다.

기본적인 재활 병원의 "협동"이다. 최고의 조건을 당신에게 돌보기 위해 각각 한 사람이 독립적으로 일하면서도 함께 한다.
- 물리치료사는 당신이 휠체어를 어떻게 사용하는지 가르쳐 줄 것이다.
- 동시에 작업치료사는 당신이 휠체어에서 일상생활을 어떻게 해야 하는지 가르친다.
- 반면에 놀이치료사는 휠체어에서 식당으로 가는 방법을 안내한다.
- 그리고 모든 훈련 동안 재활상담사는 휠체어를 새 삶의 한 부분으로 받아들이는 과정에서 당신과 가족을 도울 것이다.

당신이 조사한 병원은 이러한 역할이 살짝 다를 수 있지만 팀원과 함께 성공하기 위해서 좋은 재활 병원은 팀 접근법을 갖추어야 한다. 올바른 재활병원을 선택할 때 "참여"하기 위한 다른 요소가 있다.

가족 문제

재활 병원에 있는 동안 돌봄의 질이 매우 중요하다. 그렇지만 가족들이 당신을 지지하고 돌봐주는 것이 더 중요하다.

사실 척수손상은 당신에게만 일어나지 않았다. 그것은 당신 전체 가족에게 일어났고 당신이 사랑하는 사람과 당신과 관련된 사람과 당신 직장과 친구 사이에서 일어난다. 예를 들어 아내는 휠체어가 필요 없지만 다친 남편이 경험했던 아주 절망적인 상실감을 느낄 수 있다. 죄책감이 마음을 더욱 황폐하게 만든다. 그러나 비논리적으로 아내는 사랑하는 남편과 휠체어를 사용

"기본적인 재활 치료는 한 모금이다. 처음 4년은 이동성, 개인 위생, 위험에서 피하기, 근력 증강 등 당신이 무엇을 배워야 하는지 가르쳐 줄 것이다. 행동하는 것이 하지 않는 것보다 낫다."

"그러나 그건 단지 재활의 기초이다. 만약 당신이 좋은 장소에 있다면, 성 세미나에 참석할 수 있고, 운전을 배울 수 있고, 인간 관계, 셀프 이미지, 셀프 발표을 통해 모임을 참여하고 무엇이든지 토론할 수 있으며, 직업 상담을 받거나 훈련받을 수 있고, 금융을 배울 수 있고, 여가 활동을 할 수 있고, 동네를 산책하거나 정상인과 어울릴 수 있다(상대방은 약간 낯설어 하겠지만 당신은 상대방과 익숙하다). 여기 많은 정보가 있고 또 좀 더 좋은 즐거움이 있다. 열심히 재활 치료에 참여하라"

"재활의 진짜 목적은 목표 성취하고 기억하라. 당신이 성취하길 원하는 것이 무엇인지에 대해 이야기하라. 당신이 일하고 싶다고 재활팀에게 보여라. 그러면 의료팀이 당신에게 세상을 알려줄 것이다."

– 베리 코페트 "척수손상과 미래" 저자, 허쉬퍼드 Hirschfeld 출판사

하는 동안 함께 산책하며 심부름하는 것을 좋아한다.

반대로 당신의 아내는 그런 상황에서 분노를 느낄 수 있다. 상황이 더욱 악화되어 죄책감과 분노가 더욱 쌓여 사고가 일어난 것에 대해 당신에게 분노를 느낄 수 있다. 특별히 모든 이들이 당신에게 동정심을 보이고 아내를 무시할 때 억울함이 쌓인다. 악순환이 반복되어 결국 결혼이 유지되지 못하고 깨진다.

요약하자면 가족도 도움이 필요하다. 가족은 당신을 효과적으로 지지할 올바른 방법을 배우며 상황에 따라 붉어지는 문제와 현실에서 겪는 엄청난 스트레스에 대처하는 방법을 교육받아야 한다.

가족은 교육과 지지와 함께 당신에게 회복하는 데 꼭 필요한 사랑과 친절을 줄 수 있다. 가족 스스로 자신을 돌보게 되면 당신을 더욱 잘 조력할 수 있다. 그들은 치유할 수 있는 손길과 강한 동기 부여와 더 나아가 실제적인 희망을 줄 수 있다. 그래서 당신이 휠체어를 빠르고 멀리 나아가길 원할 때 가족의 역할이 아주 중요하다(11장 "소중한 사람을 돕는 일이 자신을 돕는 일이다: 간병인 위로하기"를 참고하라. 중요한 주제들이 좀 더 자세히 서술되어 있다).

집에서 떠나 당신의 집으로

좋은 재활 병원과 나쁜 병원 사이의 차이점은 무엇인가? 모든 것이 다르다. 좋은 재활 병원은 지식, 기술, 보조기, 고려해야 할 사항, 당신의 집에서 베풀어줄 친절을 제공할 것이다. 먼지 없이 깨끗하고, 잘 조직되며, 당신의 질문에 대답하기 위해 쉽게 다가갈 수 있는 잘 준비된 정중한 의료진이 있다.

기억하라! 한 번의 방문은 천여 권의 소책자, 백여 권의 사진, 천여 번의 전화 통화와 같은 값어치가 있다. 당신의 눈을 사용하라. 당신의 본질을 믿어라. 보는 것은 정말 믿는 것이다. 집을 매매할 때를 생각하라. 철저한 통찰력 없이 새 집을 구입할 수 없다. 재활 병원은 무엇이 다른가?

그리고 당신이 집을 살피는 같은 방법으로 현재 집 주인이나 이웃, 학교, 지역위원회에게 물어보듯이 당신이 관심 가는 어느 재활 병원의 의료진과 책임자에게 질문을 할 수 있다. 재활 치료를 성공하거나 실패하는 중요한 질문 몇가지가 있다.

이 시설은 척수손상 프로그램을 가지고 있는가? —— 계속된 기초 위에서 척수손상을 다루는 재활 병원은 지식이 많고 최신 정보를 가지고 있으며 질에 대한 높은 기준을 유지할 것이다.

프로그램이 척수손상 교육 시리즈를 가지고 있는가? —— 당신의 성공의 중요한 부분은 새로운 도전에 대해 이해하고 대처할 수 있는 능력에 달려있다. 시설은 이러한 문제를 다룰 수 있는 형식화된 프로그램을 제공해야 한다.

이 시설은 재활의 모델 체계로 "팀 접근법"을 사용하는가? —— 우리는 이번 장 앞부분에서 보았듯이 통합된 팀 접근법은 재활 치료를 가장 성공하는데 증명된 기법이다. 각자 일하고 서로 "협력자"로 일하는 일원은 당신을 지속적이고 질 높게 돌볼 것이다.

의료진 중에서 척수에 대한 의학 전문가가 있는가? —— 이 의사는 재활 전문의나 신경과 전문의일 수도 있고 앞에서 언급한 "실제적인 삶"의 우주선 지휘자일 것이다(재활 전문의를 참고하라). 배의 키를 조정하는 의사가 병원에서 죄책감은 자신을 뒤로 숨기고 도움을 뻗치지 못하게 만든다. 척수가 다쳤다는 진실 외에는 아무것도 없다. 배우자 중 많은 이들이 본인 스스로 척수손상된 가족을 돌보려고 하지 주변의 도움을 청하지 않는다. 그들은 도움을 거절한다. 집에 와서 배우자를 씻기고 단장하는 데 돈을 들이지 않을 것이다.

그러나 배우자가 느끼는 죄책감이 배우자라는 자부심보다 더 많이 다쳤다. 이미 스트레스 받는 상황에서 또다시 엄청난 스트레스가 짓누른다. 보호자는 주변에 어느 누구도 원하지 않는 자격을 갖춘 늘 고통받는 사람으로 신체적으로 아파도 도와줄 수 없고 너무 화가 나고 억울하다.

도덕적으로 옳은가? 보호자가 요양사 고용에 대해 기분 상하지 마라. 죄책감 갖지 말고 면담하고 고용하라. 도움을 숭고하게 받아들여라. 보호자가 아니라 아내와 남편으로 배우자가 되어라. 가족이 이렇게 하는 것에 대해 진실로 고마워해야 할 것이다.

재활 프로그램을 모두 편성하고 훈련하는 것이 왜 중요한가? 의사는 손상 평가와 당신에게 가장 좋은 재활 프로그램 결정을 훈련받는다. 또 다른 중요한 포인트: 만약 "지휘관"이 아니라면, "팀 접근법" 있는 좋은 병원은 의료진 중에서 분명히 척수손상 전문가가 있다.

단기 목표와 장기 목표 모두 재활 프로그램을 세우는가? —— 좋은 병원은 실질적인 "집안에서" 목표만이 아니다. 예를 들어 6주 동안 침대에서 휠체어까지 옮겨 앉기를 하는 범위 안에서 말하고, 새로운 보조기를 한 채 아마도 세 달간 당신 방에서 카페로 걸으며 미래에 당신이 집에 있을 때 상황에 맞춰 목표를 세운다. 새로운 직업 기술을 배우고 만약 필요하다면 관계를 유지하며 가능한 범위에서 독립적으로 일상생활에서 활동을 다룬다.

병원 의료진은 가족과 관계되는가? —— 이 병원에서 가족이 몇이나 되는가? 병원 복도 주변에 몸이 온전한 이들이 서성이는 것을 보았는가. 병원 관계자와 대화하고 집에서처럼 매우 편안하고 자주 활동하는가? 의료진 중에서 당신에게 전문으로 배정된 가족 중심 재활상담사와 사례 관리자가 있는가? 만약 그렇다면 병원에서는 재활 치료가 가족들의 지지로 이뤄진다고 생각하여 가족이 성공적으로 치료받도록 이끌거나 방해할 수 있다고 생각한다. 가족이 휠체어 사용을 배우는 것만큼 과정에 대한 요소를 중요시한다고 병원이 생각하는 것이다. 병원 의료진은 우리 주변에서 가족들로부터 모든 지지와 이해가 필요하다. 또한 척수손상 생존자에게 지지와 이해를 얻길 원한다.

척수손상 재활의 여섯 가지 주요 영역

당신의 재활 팀에서 "협력자"에 대해 소개받았다. 당신은 가족들이 당신을 지지하기 위해서 가족들도 지지가 필요하다는 사실을 알게 되었고 또한 재활 시설을 선택할 때 물어볼 몇 가지 중요한 질문을 배웠다. 그러나 재활의 세계로 들어가기 전에 당신이 필요로 하는 한 가지 요소가 있다. 특별히 척수손상 환자에게 한 팀 안에서 여섯 가지 영역이 실제적으로 중요하다.

이동성

로버트의 마지막 기억은 스키 탈 때 눈이 덮인 바위 위를 날아간 장면이었다. 그가 지역 병원의 급성 치료 시설에서 의식이 깨어났을 때 공황상태였다. 다리를 움직일 수 없었고 갈비뼈 아래로 어떤 감각도 느낄 수 없었다. 로버트는 울기 시작했다. 눈 속에 영원히 파 묻혀버렸다면 좋았을 것을!

불과 몇 달 전까지만 해도 그러했다. 로버트는 현재 이전에 스키를 탄 것보다 휠체어를 더 잘 타는 방법을 배우는 훌륭한 재활 병원에 있다. 재활과 다양한 치료뿐만 아니라 휠체어가 친구이자 적이 된다고 느꼈다. 로버트는 휠체어를 아주 좋은 친구로 삼았다. 새로운 인간 관계를 형성하는 동시에 가족이 있는 집으로 돌아갈 때 휠체어를 타고 접근 가능한 집에 적응하면서 휠체어 문화에 속했다. 휠체어가 그에게 준 독립을 즐기고 있다. 그는 다시 한 번 자유롭게 이동했으며 스키도 다시 타게 되었다. 앉아서 말이다!

이동성은 척수손상에서 첫 번째 영역이다. 당신이 다시 걸을 수 없다는 사실을 받아들이고 휠체어를 다루는 것을 배우며 근력을 다시 얻고 균형을 회복하고 "앉는 것"을 통해 새롭게 알게 된 독립성을 기대하고 성취하고 있다.

이런 활동이 재활 영역에서 이동 목표이다.

방광과 장

  루드는 계단에서 떨어져서 엄청난 충격으로 방광과 장을 조절할 수 없게 되었다. 그녀는 허리 아래로 감각을 잃어버렸고 언제 화장실에 가야 할 때인지 알 수 없었다. 하지만 좋은 재활 치료를 받게 되면서 루드는 당황스러운 사시을 최소화하며 삶의 새로운 사실에 대처할 수 있었다. 방광과 장 조절은 척수손상 생존자가 새로운 기능을 배우도록 도왔다. 재활 치료에서 척수손상의 매우 흔한 결과를 배우며 성공적으로 다룰 수 있게 될 것이다. 당신은 낯선 보조기를 어떻게 다루는지 배울 것이다. 희생되고 독립성 없이 새로운 삶의 방식을 어떻게 적응할지에 대해서 배우게 될 것이다.

성

  성은 존의 삶에 있어서 항상 중요한 영역이었다. 30대 후반 독신남으로 그는 데이트를 즐겼으며 운전 때문에 더 이상 데이트를 할 수 없을 거란 생각을 해본 적이 없었다. 그러나 차 사고로 T12(등뼈 12번)가 다치자, 휠체어를 어떻게 사용하는지 배워야 했으며 방광과 장을 조절하고 성 기능 상실에 대해 대처해야 했다.

  존은 고통을 잊으려고 술을 마시기 시작했다. 더 나빠졌을 뿐이었다. 운좋게 적절한 재활 치료로 그는 상황을 받아들이기 시작했다. 천천히 다른 형태에서 기쁨을 찾고 즐거움을 주는 방법을 배웠다.

  성 영역은 척수손상 재활의 중요한 쟁점이다. 좋은 의료진은 임신과 성행위와 능력에 대한 성 문제를 해결하도록 도울 것이다. 재활 팀은 도울 수 있는 보조 기구와 방법을 소개할 뿐 아니라 성의 이해와 감각을 사용할 것이다.

> "희망 없는 상황은 없다. 단지 사람이 희망 없는 상황을 만들 뿐이다."
> – 클레어 부스루스 Clare Blooth Luce의 명언

피부 관리

　엘리스가 피부 관리에 대해 관심 갖는 범위는 잡지에서 읽었던 몇 가지 정도였다. 스파에서 피부 관리를 받거나 크림이나 로션을 사용하여 발의 군살을 관리하는 정도였다. 그러나 가게 밖으로 나오다가 빙판에 넘어져 척추가 철퍼덕 떨어진 이후에 그녀에게 있어서 피부 관리는 전혀 다른 의미였다. 갑자기 그녀는 움직임 없는 피부에 욕창이 생기는 증상을 주의해야 했다. 그녀는 감염을 일으키는 건조함과 염증을 주의해야 했다.

　척수손상에서 피부 관리는 중요하다. 팔이나 다리를 움직일 수 없기 때문에 해로운 욕창을 키울 수 있고 심각한 감염을 일으킬 수 있다. 감각 소실은 느낌없이 피부가 매우 건조하고 멍들며 과민하게 만든다. 좋은 재활 치료는 항상 피부 관리 치료를 포함한다. 당신은 신체 점검과 욕창 예방과 압력을 줄이는 자세 변경을 배울 것이다.

어떤 합병증 위험 인식하기

　"자율신경반사이상" 단어는 빌리에게 중요하지 않았다. "척수물구멍증^{sy-ringomyelia}"도 그랬다. 무역 중개인인 빌리도 미래에 이 단어들을 생각하리라고 상상도 못했다. 그는 스카이다이빙에 대해 엄청난 열정을 가지고 있었다. 운이 없었던 어느 오후에 그의 낙하산이 펼쳐지지 않았다. 빌리는 결국 팔다리 마비가 되어서 무지했던 단어들이 위험에 대한 가능성으로 변했다.

　척수손상은 부동성과 감각 소실을 곁들인 많은 "부산물"을 지녔다. 장기간 마비와 계속된 좌식 생활로 인해 자율신경반사이상이라고 부르는 엄청난 위협 조건의 첫 번째 증상인 고혈압이 나타난다(자율신경반사이상에 대해서는 8장을 살펴보자).

　감염은 척수손상에서 많이 나타난다. 방광 문제를 주의하지 않으면 요로감염^{urinary tract infections, UITs}이 아주 흔하게 나타난다. 소변이 차면 신체를 통해 심각한 염증을 일으킬수 있다.

　또한 낭종은 척수에서 만들어지는데 척수액에 가득 찰 수 있다. 이것을 척수물구멍증이라고 부른다.

앞서 말한 것과 마찬가지로 중요한 폐렴과 기타 호흡기 질환이 위험하다. 만약 호흡이 손상되면 효율적으로 기침할 수 없다. 분비액이 폐에 쌓이기 때문이다.

이러한 합병증은 심각하게 들리며 실제로 위험하다. 하지만 생명에 지장이 없다. 좋은 재활 의료팀과 함께 위험한 상황을 감지하는 방법을 배울 것이다. 당신은 감염과 고혈압을 예방하는 방법을 배울 것이다. 이러한 위험인자를 피해서 독립적으로 자신을 돌보는 방법을 배울 것이다.

심리 세계

척수손상에서 첫 번째 심리 문제는 무엇인가? 자존감 상실이다. 마고에게 물어봐라. 그녀는 명랑하고 쾌활한 20대 여자 운동 선수로 도로에서 술에 취한 운전자가 마고의 렌트카를 쳤다. 현재 그녀는 휠체어에 구부정하게 앉아서 화장을 하거나 머리를 감을 수 있는 힘이 거의 없다. 누가 돌봐야 하는가? 어느 누구도 그녀를 보살피지 않는다.

틀렸다! 곧 마고는 재활 병원에서 심리학자를 만나서 항우울제를 처방받기 시작했으며 자존감 상실이 매우 흔한 일이며 그 안에 갇혀 있어서는 안 된다고 배웠다. 마고는 운명의 비틀어진 조각을 받은 유일한 사람이 아니라고 깨달았다. 그러나 그녀 마음의 구석에 남아서 받아들이기 어려웠지만 결국에는 자신의 상황을 받아들여야 한다고 느꼈다. 그녀는 계속 나아갈 것이다.

마고는 혼자가 아니다. 우울, 분노, 슬픔, 절망, 무기력은 사고 후에 모든 척수손상 생존자가 느끼는 감정이다. 그러나 올바른 재활 치료를 통해 수용acceptance을 배운다. 필요에 따라 새로운 재정 상태를 대처하는 방법과 스트레스에 대처하는 방법을 배우고 나아가면서 마지막이 아닌 인생의 두 번째 기회를 보게 된다.

이것이 간단히 요약한 재활의 세계이다. 이제 척수손상 재활의 여섯 가지 중요한 영역 중에서 다음 장의 이동성을 가장 먼저 시작할 시간이다.

✦ 생에 대한 수업

산안토니오^{San Antomio}에 있는 헬스사우스 재활 센터에 작업치료사 셀레나 머건^{Selena Morgan}은
이 이야기를 좋아한다.

그녀는 산 안토니오 마을에 있는 새로 열리는 알라모^{Alamo} 운동 경기장에서 한 프로젝트를
맡으면서 모든 저렴한 티켓이 휠체어 사용자들에게 지정된 것을 알았다. 그녀는 휠체어 사
용자가 더 나은 좌석을 구할 여유가 없다고 단순하게 생각했다. 셀레나는 모든 가격 범위에
서 휠체어 사용자의 좌석이 있다고 확신했지만 임상 경험이 있는 치료사인 그녀가 처음 보
지 못했던 사건을 통해 사회에서 뿌리깊게 통념으로 남아있다는 사실을 깨달았다.

불행히도 많은 이들이 휠체어에 탄 이들이 수입이 대폭 줄어든다는 사실을 알지만 현실에
서 재정 상태는 항상 변하지 않는다. "나는 부유한 환자들 몇 명을 치료하지." 셀레나가 말했
다. "생활 방식이 전혀 바뀌지 않는다. 스포츠카를 대신해 그들은 단지 고성능 중대형차 밴
을 운전한다.

04
이동성

운전 사고로 다리를 쓸 수 없게 되자 가능한 빨리 돌아가자는
생각만 머릿속을 맴돌았어요. 되돌아 가려면 다시 움직이는 방법과
홀로 다니는 방법을 배워야 했어요. 휠체어는 자존심을 의미했지요.

- L2-4 헬스사우스 병원에서 물리치료를 받는 척수손상 환자

마리사는 다시 과거의 모습으로 돌아올 수 없었다. 자전거를 타고 새처럼 자유롭게 헬멧을 쓰고 있었는데 그때 차가 길 아래로 질주해 오고 있었다. 마리사는 때마침 그 차를 피해 방향을 틀었다. 하지만 좌우로 급격히 흔들려서 균형을 잃고 말았다. 몇 초 간 길가 돌무더기 위로 튕겨나가 쿵 소리를 내며 굴러 떨어져 커다란 바위 중앙에 등이 세게 부딪혔고 자전거가 마리사 위로 떨어졌다. 무언가 분명했다. 마리사는 날카롭고 찌르는 통증을 느꼈고 그 이후 아무 느낌이 없었다. 그녀는 다리를 움직일 수 없었다.

이후에 지역 병원 응급실에서 마리사와 부모님은 마리사가 척추에 굽힘손상flexion injury를 입었고 특히 C7 척추라는 사실을 알게 되었다. 신경학적 손상은 C8이었고 차트에는 C7-8로 쓰여 있었다.

다시 말해 마리사는 팔, 팔꿈치, 손을 거의 조절할 수 있었다. 가로막dia-phragm이 다치지 않아서 스스로 호흡할 수 있었다. 그러나 마리사는 다리를

움직일 수 없었고 몸통도 움직일 수 없었으며 기침하는 능력도 부족했다. 마리사에게 물어본다면 자신과 삶을 통제할 수 없다고 말할지 모른다. 다리도 못 움직이고 움직임도 없이 강한 호흡도 할 수 없자 마리사는 상실감을 느꼈다. 고통스러워했다. 마리사에게 미래는 없었다.

새로운 미래를 위한 도구. 휠체어

만약 척수손상된 이들 중 아무에게나 묻는다면 계속해서 같은 단어를 들을 것이다. "움직이고 싶어. 집 주변을 산책하고 싶어. 마을을 돌아다니고 싶어. 일하고 싶어. 독립해서 움직이고 싶어."

움직임. 이동. 척수손상을 겪은 이들에게 아주 중요한 영역이다. 환경과 세계 주변에서 새로운 전략 행동을 훈련하는 것은 새로운 미래를 발견하거나 절망의 늪에 빠지는 것 사이에 큰 차이점을 만든다.

재활과정에서 물리치료는 이동성에 집중하고 움직이고 진행하는 처음 장소가 휠체어이다. 의자나 침대에서 스스로 옮겨 앉지 못하더라도 휠체어에서 즉시 당신에게 자유로움을 느끼게 해준다고 치료사는 알고 있다.

척수손상의 범위에 따라 물리치료사는 휠체어에 동력을 달거나 수동으로 작동하라고 추천할 것이다. 휠체어에 앉지 않았을 때 보행을 위해 보조기 사

✛ 테니스, 누구?

만약 당신이 한 세기 전에 살았다면, 척수손상으로 생기있고 활기 넘치는 삶은 끝났을 것이다. 아마도 침상에 누워 의존하며 살이 찌면서 자전거를 타던 그때를 꿈꾸었을지 모른다. 오늘날은 그렇지 않다! 기술과 과학의 발전으로 척수손상된 이들이 단지 다른 형태로 정상인들이 하는 모든 운동을 참여할 수 있다. 자전거를 타거나 수영이나 스쿠버다이빙하려고 뛰어들거나 농구공을 링에 던지거나, 경사 아래로 스키를 타거나 모터 보트 뒤에 타고 내리거나, 복싱, 유도, 태권도를 하고, 럭비를 하며, 경주로와 경기장에서 운동하고, 탁구를 치며, 역기를 들고 더 들 수 있다. 사실 운동은 척수손상 생존자에게 너무나 중요한 부분이다. 사고 나기 전후에 전 세계에 휠체어 육상 경기 대회를 연다. 게다가 세계장애인올림픽 paralympic games이 올림픽과 동시에 열리며 동일하게 경쟁한다.

용법을 배울 수도 있다.

하반신완전마비[paraplegics]는 다리가 완전마비가 아니라면 보조기 사용법을 훈련한다. 물리치료사는 관절 탄력과 근 긴장도를 유지하기 위해 유연성과 강화 운동에 공을 들인다(스트레칭과 근 긴장은 기능에 상관없이 척수손상된 누구에게나 중요하다. 근육을 강화하고 적절하게 스트레칭하여 통증 있는 강직나 불수의적 근 수축과 구축, 움직이는 능력을 결정하는 관절범위를 심각하게 제한하는 근육과 관절의 단축을 피할 수 있다).

마리사는 다른 하위 팔다리마비[low quadriplegics] 환자 같지만 비슷한 하지완전마비 능력을 가졌다. 손은 다소 움직였지만 다리는 전혀 못 움직였다. 그녀에게 있어서 팔로 추진하는 휠체어는 장비의 선택에 따라 다르다.

비록 마리사처럼 하위 팔다리마비인 사람이 집 주변에서 수동 휠체어를 사용할 수도 있지만 상위 팔다리마비의 다수는 팔을 움직일 수 없어서 전동 휠체어가 필요하다. 이 휠체어는 36.3kg에 2.24m/s 속도로 움직일 수 있다.

물리치료사는 휠체어를 추진할 수 있는 능력, 지구력, 생활 방식에 따라 휠체어와 결합된 것을 추천하기도 한다. 예를 들어 학교나 사무실에서 전동 휠체어를 사용한다면 더 효과적으로 활동 할 수 있다. 그러나 근력과 지구력을 유지하려면 집 주변을 수동 휠체어를 선호해야 한다.

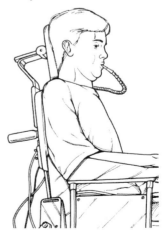

Sip and Puff Wheelchair

손과 손목만 다소 움직이는가? —— 조이스틱[joy stick]을 사용하는 전동 휠체어는 당신에게 딱 어울린다.

스스로 호흡할 수 있는가? —— 당신이 만약 완전마비라면 빨대로 공기를 불어서 추진하는 "불고 빨아들이는 장치[Sip and Puff]"라고 부르는 전동 휠체어가 있다.

상위 팔다리마비인가? —— 예를 들어 C1-2라면 인공호흡기 없이 숨쉴 수 없다면 머리스위치[head switches]달린 휠체어를 사용 할 수 있다. 조정 장치가 달린 "컵모양"머리 받침대는 머리를 떠받친다. 당신은 휠체어를 조정하는데 머리를 사용한다. 다른 선택: 혀로 다루는 장치[tongue control]를 갖춘 휠체어가 있다. 키보드를 입천장에 놓는다. 다른 휠체어는 턱으로 다루는 장치[chin control]가 있는데 어떤 것은 휴대용 호흡기가 장착되어 있다.

휠체어 회전시키기

최근 차를 샀다고 생각해라. 아마도 당신은 제조 업체를 확인했다. 차의 안전한 모양, 내구성, 편안함을 결정했다. 무엇이 정말 필요한지와 무엇이 필요 없는지를 선택했다. 아마 시골에 산다면 먼지 날리는 곳에서 지프차 없이 살 수 없을 것이다. 도시에 산다면 주차 공간이 없는 곳에서 소형차가 더 중요할 것이다.

휠체어는 차와 같다. 이동성을 제공하며 자유를 상징한다. 휠체어를 사거나 빌릴 때 시승을 원하는 민첩한 사람처럼 같은 요소를 고려해야 한다. 삶에서 최고로 좋고 안전하며 계속 탈 수 있는 휠체어의 가장 중요한 요소가 있다.

✚ 척수손상에 관한 풍문 두 번째- 척수손상된 이들은 휠체어를 사용한다.

틀렸다. 휠체어 사용 여부는 척수손상된 부위에 따라 다르다. 만약 상위 팔다리마비 C3 이상이라면 전동 휠체어가 필요하다. 하반신완전마비와 하위 팔다리마비는 수동 휠체어를 쓸 수 있고 이 휠체어가 저렴하고 옮기기 더 쉽다.

그러나 불완전 손상이나 하위 하반신완전마비는 보조기와 목발를 사용해서 걸을 수 있다. 비록 이따금 휠체어를 사용한다면 서고 움직이는 능력은 엄청나게 건강에 도움이 된다. 만약 보행이 가능하다면 광고처럼 "그냥 해보면 된다."

조절 장치: "대지를 끌어안고 싶어요. 나는 통제하는 것을 느끼고 싶어요."

휠체어에서 안전함을 느껴야 한다. 특별히 이동성에 필요한 통제할 수 있는 적당한 힘이 있어야 한다. 아마 사무실이나 도로를 지나 움직일 수 있는 속도가 필요하다. 순조롭게 방향 바꾸기도 중요하다. 당신이 차 안에 있든지 수송 수단에 따라 밖에 있든지 이 사실을 기억한다면 어떤 상황이든 휠체어에서 더 안전하게 느낄 것이다.

전동 휠체어에서 즉시 편안하게 쓸 수 있는 전자 스위치 제어 장치가 장착된 것이 있다. 이것은 앞서 말한 조이스틱, "불고 빨아들이는 장치Sip and Puff", 혀로 다루는 장치tongue control로 쓸 수 있다.

타이어: "나를 밟아 뭉개지 말아요. 나는 내 아래 나의 타이어에 있길 원해요."

분명히 타이어는 휠체어 작동에 필수 요소이다. 당신이 움직일 때 질 좋고 내구성 있는 타이어 휠이 필요하다. 새로운 차에 바퀴를 고르는 것처럼 차를 잘 받치고 쉽게 구멍 나지 않으며 공기가 빠지지 않는 최고를 원한다. 그리고 만약 모래나 눈이 많은 지역에 산다면 지형에 맞게 바퀴 접지면이 있는 타이어를 원할 것이다.

탈부착 가능하거나 빠르게 탈부착 할 수 있는 바퀴를 구할 수 있다. 탈부착 가능 타이어는 가장 유연하고 요구에 따라 빠르게 적용할 수 있다. 또한 더 단순하고 효과적으로 추진하고 이동할 수 있다. 게다가 볼품없지 않다. 그러나 바퀴 뒤로 "숨기지는" 못한다.

✚ 항상 보이는 것만큼은 아니다.

만약 수동 휠체어라면 팔이 관절의 끝 범위에 있는 과다한 운동을 요한다고 생각할지 모른다. 하지만 반드시 있어야 하는 것은 아니다. 끊임없이 앞으로 기울이는 추진forward leaning pushing은 굽은 어깨rounded shoulder를 야기할 수 있다. 어깨가 축 처지기 시작하기도 한다. 또한 반대 방향으로 어깨를 움직이는 관절 운동 범위와 근력 운동이 필요하다. 상지는 근력, 균형, 건강한 근 긴장도를 요구하는 전체 운동을 해야 할 것이다.

브레이크: "나는 즉시 멈추길 원해. 말하는 대로."

네가 움직이고 싶은 만큼 원할 때 멈출 수 있다. 당신은 침상으로 옮겨 앉을 때, 휠체어에서 구르긴 싫어한다. 차와 함께 휠체어 브레이크는 안전을 위해 필수적이다. 그리고 차처럼 정기적으로 조정하고 검사해야 한다. 바퀴를 쉽게 멈추려고 브레이크를 사용할 수 있는지 반드시 확인하라. 브레이크의 맞물림이 어렵지는 않다. 당신은 휠체어에서 두 가지 브레이크 중요 유형을 알게 될 것이다.

하이 마운트 브레이크^{high mount brakes} —— 널리 사용되는 브레이크이다. 맞물리는 좌석 높이에서 뒷바퀴의 갈라지는 걸쇠^{split clamp}를 사용한다. 재배열하기 위해 걸쇠^{clamp} 아래 나사를 느슨하게 풀어 사용한다. 그러나 만약 당신이 임의로 사용한다면 손이 다칠 수 있다.

로우 마운트 브레이크^{low mount brakes} —— 가위처럼 보인다. 휠체어를 멈출 때 브레이크를 잡고 길을 비킬 때 브레이크 푼다. 브레이크는 좌석 아래 몸체 바닥에 위치하여 약간 앞으로 기울여야 한다. 운동하는 데 사용하기 좋다.

등반 용구^{Hill Climbers}, **보조 부품**^{grade aids} —— 언덕 많은 곳에서 하이마운트 브레이크에 이 부품을 부착할 수 있다. 휠체어가 뒤로 굴러가는 것을 방지한다.

다리받침과 발판: "발을 위로 올려주세요"

현실을 받아들여라. 하루 중 상당 부분 휠체어에서 생활한다. 혈액 순환과 욕창을 방지하고 부종을 줄이는 각도로 발을 편안하게 놓아야 한다. 발판은 나란히 맞추고 무릎은 엉덩이보다 약간 높인다. 균형과 강직을 덜 주기 위해 최적으로 자리 잡는다. 이것이 발받침^{Legrests}과 발판^{footrests}의 주요 네 가지 타입이다.

분리용 발판^{swing away footrest}**과 다리받침**^{legrests} —— 단어 그대로이다. 분리하려면 왼쪽과 오른쪽이 각각 "멀리 흔들리는" 것을 받친다. 하반신완전마비를 위해서 휠체어를 변경하여 움직이지 않는 *발판*과 함께 단단한 휠체어 몸체로 바닥에서 놓인 발이 충분히 멀리 놓을 수 있고 어떠한 장애 없이 기립이 가능하다.

다리받침 올리기 —— 당신이 휠체어에서 더 멀리 다리를 움직이거나 가까이 하거나 올리거나 낮출 수 있다. 그러나 다리 받침은 부종(부기)이 있는 경우에 사용하고 전동 휠체어에서는 잘 사용하지 않는다.

단단하고 조정 가능한 발판 —— 분리형보다 이런 발판을 부착하여 편안하게 올리거나 내린다. 접을 수 없는 휠체어에서 볼 수 있다. 만약 활발하게 생활한다면 이 발판이 달린 휠체어가 당신에게 적합하다. 가볍고 효율적이며 빠르게 움직일 수 있다. 팔다리마비된 사람이 원활하게 활동하며 특별히 장비를 갖춘 차에서 잘 쓰인다. 조절 가능한 발판은 다리를 보호할 수 있고 휠체어 전체를 더 튼튼하게 만든다.

접을 수 있는 발판^{Folding footrest} —— 분리형과 비슷하지만 더 가볍다. 위로 올리고 움직이지 않는다. 접는 휠체어에서 볼 수 있다.

팔받침: "몹시 지칠 때 쉬어요."

다리처럼 앉을 때 팔을 편안하게 놓아야 한다. 휠체어를 멈추거나 움직일 때 손을 사용한다면 팔받침^{armrests}은 특별히 중요하다. 이미 운동하는 팔근육이 더 무리하지 않는 자세가 필요하다. 손을 사용할 수 있다면 조정 가능한 팔받침을 고려하라. 만약 상지를 움직일 수 없거나 관절 범위가 미미하다면 팔받침은 팔다리를 안정시킨다. 분리형 튜브가 있는 팔^{tubular arms}이나 완전히 제거 가능한 분리형 팔받침은 휠체어를 밀거나 침상으로 유연하고 쉽게 옮겨 앉는 데 돕는다. 분리형 팔받침(분리형 발받침도 마찬가지로)은 차를 타거나 내릴 때 필요하다. 비록 대부분의 하반신완전마비인 사람은 결국 팔받침을 영원히 제거하지만 휠체어 사용법을 배우는 처음 몇 달 간 필요하다.

- 만약 전동 휠체어를 가졌다면 갑자기 배터리가 방전되는 경우에 수동으로 후진할 수 있어야 한다. 차가 고장 난다면 발이 묶이게 된다.
- 기본 장치에 좌석 벨트를 추가하라.
- 좌석을 깨끗하게 치워라. 정기적으로 비누와 물로 씻고 수건으로 말려라
- 구입 시 품질 보증서를 확인하고 일 년에 한 번씩 전문점에서 검사를 받아라. 미래에 수리비용을 아낄 수 있다.
- 바큇살 보호 장치는 바큇살을 보호하고 바퀴에 손가락이 끼이는 사고를 막는다.
- 측판은 방패 뒷면처럼 바퀴에서 튀기는 자연 물질, 먼지, 눈, 물에서 보호하는 역할을 한다.
- 바퀴 압력은 최고 성과를 내기 위해 브레이크에 맞게 정기적으로 검사해야 한다.
- 퀴키Quickie 상표 회사를 검사하라. 조절하는 도구가 필요하지 않는 첫 모델이다. 멋지다!

머리받침: "모든 이를 위한 것은 아니에요."

모든 종류 차량에 일인용 좌석이 있지 않듯이 모든 휠체어에 머리받침head-rests이 있지 않다. 휠체어를 작동하는 데 약간 앞으로 숙여서 자리를 잡는 하반신완전마비된 사람에게는 필요하지 않다. 그러나 팔다리마비라면 머리받침이 필요하다. 머리받침이 있는 적절한 좌석은 압력 조절이 필요하다. 적절한 배열과 인공호흡기를 사용하는 환자에게 머리 균형 맞추는 게 필요하다. 상체를 뒤로 기울이는 전동 휠체어와 경사진recliner 휠체어에서 머리받침을 볼 수 있다.

좌석과 쿠션: "만약 하루 종일 앉아 있다면 편안해야 해요!"

이미 색깔과 천을 골랐을 것이다. 그러나 좌석이 편안하다면 아주 훌륭한 요리는 필요 없다. 하루 종일 당신은 휠체어를 사용할 것이며 휠체어 좌석에 잘 맞은 것이 중요하다. 욕창을 방지하고 자세를 배열하고 균형을 조절하고 효과적으로 에너지를 사용하며 편안하게 만든다.

자세를 잡아보자. 이상적으로 등을 의자 뒤에 붙이고 다리를 구부리고 앉아야 한다. 몸통을 조절하려면 무릎은 엉덩이보다 약간 높아야 한다. 이 자

세는 좀 더 쉽게 팔을 뻗고 추진하고 몸을 돌릴 수 있다. 휠체어 쿠션은 좌석 틀보다 더 넓으면 안 된다. 다리는 바닥 틀을 따라 편안하게 다리 길이가 맞아야 하고 발판에 놓은 발을 안정시킨다.

전동 휠체어는 기울일 수 있는 장치tilt-in-space device를 장착할 수 있다. 앉은 상태에서 정확하게 의자를 뒤로 움직일(기울일) 수 있다. 스스로 계속해서 자세를 바꿀 수 없을 때 압력을 줄이는 좌석과 틀을 조정할 수 있다. 기울어지는 좌석은 90도로 남아서 다른 휠체어보다 더 좋은 자세와 근 긴장도를 제공한다.

만약 수동 휠체어를 가졌다면 특별한 기술로 압력을 줄일 수 있다. 부착된 조절 장치로 밥을 먹는 위치에 따라 이쪽 저쪽을 움직이며 압력을 줄인다. 전동과 수동 휠체어에서 등이 닿는 압력을 다소 줄이고 편안한 자리를 더한다. 그러나 기울이는 것과 다르게 압력을 줄일 수 있도록 휠체어로 위치를 변경해야 한다. 휠체어 쿠션은 세 가지 기본 디자인이 있다.

로호Roho —— 새로운 유행 수입품이 아니다. 욕창과 피부자극을 최적으로 보호하기 위해 공기로 부풀린 고무 쿠션이 들어있다. 로호 쿠션은 균형 유지

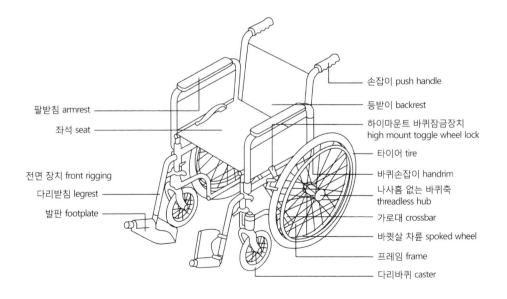

에 아주 좋다. 서로 다른 크기와 볼록 튀어나온 거품 모양 표면이 자세를 바르게 하며 각자에게 맞는 균형을 유지하게 한다. 단점은 무엇인가? 만약 로호 쿠현이 정확하게 부풀지 않는다면 균형 유지 하기가 어려울 것이다. 로호 쿠션은 공기가 새거나 구멍뚫리기 쉽다.

힌트: 로호 쿠션에서 공기가 셀 경우를 대비하여 예비용을 준비해두어라.

겔——이 쿠션은 헤어 제품과 비슷한 젤라틴 같은 성분으로 채워졌다. 몸체 균형을 잘 유지할 수 있지만 무겁다.

폼——아주 다양한 곳에 쓰이는 쿠션이다. 폼은 신체 모양에 따라 만들 수 있다. 가벼우며 균형을 유지하고 압력을 줄인다. 또한 가장 저렴하다.

전문가들은 겔 쿠션에 덮개를 사용하라고 추천하지만 좌석 커버를 사용할지 말지는 선택할 수 있다. 천으로 된 좌석커는 선택 사항이다. 밖에서 휠체어를 많이 사용할 계획인가? 방수되는 용품이 좋다. 거주지가 추운가? 울, 가죽, 양가죽으로 된 제품을 선택해도 좋다. 바깥 출입을 못하는가? 아마 밝은 색을 선택하길 원할 것이다. 휠체어를 더 자주 사용하는 상위 팔다리마비인가? 식당에서 쇼핑 센터까지, 가게에서 직장까지 이동하는 내구성 있고 씻을 수 있으며 다양한 재료로 만들어진 제품을 원할 것이다. 기억하라, 천종류에 따라, 주문 제작 할수록 더 비싸진다.

전체 신체 운동

휠체어의 사용과 유지에 대한 교육이 재활 치료를 성공하기 위해 필수이지만 당신이 해야하는 유일한 "과정"이 아니다. 당신의 모든 가능성이 준비된 상태에서 신체 독립을 졸업하기 위해 이동성 운동에 대해 담당 물리치료사를 더 봐야 할 것이다.

당신이 해야 할 일은

휠체어에서 침대로——침대에서 의자나 변기로 옮겨 앉기를 배워라. 결국 혼자 옮겨 앉든지 항상 약간의 도움으로 옮겨 앉든지 기초 지식이 중요하다.

독립과 조절뿐만 아니라 압력을 줄이고 온전히 혈액 순환하며, 관절통에서 자유로워야 한다. 가장 중요한 점은 무엇인가? 항상 브레이크에를 확인하고 휠체어를 가장 효과적으로 옮겨앉을 수 있는 위치에 놓았는지 확인하라.

관절 운동 하기 —— 다치기 전에는 관절, 근육, 인대, 힘줄이 유연하게 "운동"할 수 있는 기회가 주어졌다. 하지만 척수손상은 관절이 운동할 범위를 제한하고 약하게 한다. 결과는 어떠했는가? 스스로 할 수 있는 능력이 줄어들었다. 만약 근육이 짧다면 정상 상태에서 균형 잡기가 힘들고 스스로 청결하기 힘들며 성관계 중에 자세를 잡기 힘들다. 통증 있는 강직, 경련과 통증

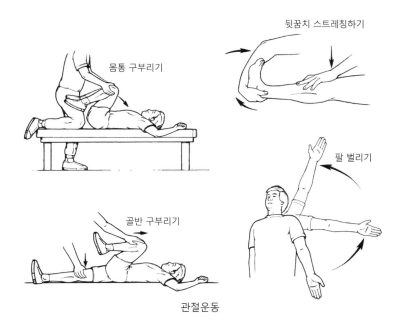

뒷꿈치 스트레칭하기

몸통 구부리기

팔 벌리기

골반 구부리기

관절운동

있는 구축과 피부 민감과 욕창에 더 민감하다. 하지만 매일 관절 운동을 하면 근육, 관절, 힘줄을 유연하게 유지할 수 있다.

엎드린 자세 연습하기 —— 호흡기를 사용하지 않는다면, 하루에 몇 번씩 도움을 받든지 안 받든지 앉은 자세에서 엎드린 자세로 움직여서 복부를 일직선으로 놓아라. 휠체어 사용자는 한 자세로 너무나 많이 누워있거나 앉아 있어서 엉덩이와 다리가 단단하고 굽어질 위험이 높다.

의사 결정 과정을 돕기 —— 당신은 훌륭한 결정권자이지만 당신의 필요를 알려보자. 당신이 치료사에게 필요한 부분을 직접 알려준다면 신체와 건강을 더 잘 조절할 수 있다. 근육이 단단해진 곳과 엎드려 있을 가장 좋은 시간을 치료사에게 설명해야한다. 그러면 더 건강하고 동기 부여가 되는 것을 느낄 것이다.

구축을 피하기 위해 신체에서 보내는 신호를 이해하라 —— 되돌릴수 없는 상태가 되기 전에 물리치료사는 근단축과 강직된 신호를 발견하고 당신 요구에 따라 운동 일정을 계획할 것이다.

만약 당신이 하위 하반신완전마비라면 보행하게 될 것이다 —— 재활 치료를 통해 당신에게 기립하고 보조기 한 상태로 걷거나 보행하는 방법을 보여준다. 몸통, 다리, 발에 있는 근육을 단련할 것이다. 팔다리마비와 하반신완전마비 모두 스트레칭, 압력 완화, 보조 기립 프로그램에서 이익을 얻을 수 있다.

이동성은 척수손상 재활 치료를 성공하는데 필수 요소이다. 그러나 재활 치료는 탐험해야 할 영역과 찾아야 할 재활 분야가 있다. 또 다른 중요한 분야로 떠나자. 그곳은 굴욕감을 느낄 수도 있지만 아주 흔한 영역이다. 그곳은 재활 치료와 함께 당신에게 굉장한 독립성과 통제력을 줄 수 있다.

✚ 알맞게 맞추기: 휠체어 체크 리스트

휠체어에서 바르게 앉으면 욕창, 구축, 강직, 부종, 호흡 문제를 예방할 수 있다. 조직을 도울 수 있고, 조금씩 독립하며, 휠체어 쓰는 시간 동안 편안함을 느낄 수 있다.

그러나 처음 휠체어를 타면 격한 감정에 휩싸여서 균형, 압력 완화, 휠체어 움직임 전체에 대해 질문을 퍼붓기 쉽다. "어떻게 의자에 바르게 앉는지 내가 어떻게 알지? 나는 휠체어를 어떻게 조작할 수 있을지 불확실하다." 의료팀은 이 모든 걱정에 대해 자주 들었다. 걱정하지 마라. 심호흡하고 지식을 통해 근거있는 결정을 할 수 있다. 모든 부분을 알맞게 맞추어 당신을 보호하라.

이해를 돕기 위해 당신이 맞춰야 할 몇 가지 팁이 있다.

- 발은 발판에 평평하게 놓는다.
- 팔꿈치는 팔받침에 편안하게 구부린다.
- 넓적다리는 좌석과 평행으로 놓거나 조금 더 올린다.
- 무릎은 좌석 끝에 편안하게 구부린다.
- 엉덩이와 휠체어 양가에 1cm 가량 여유를 둔다.
- 엉덩이는 좌석 각도에 따라 붉게 된다.
- 균형 있게 앉는다. 고개를 들거나 엎드리는 것은 아니지만 무릎을 약간 높게 구부리고 머리를 약간 내린다. 이 자세는 몸통 조절하고 팔을 뻗으며 협응력을 좋게 한다. 그러나 근력운동을 계속한다. 특별히 어깨, 허리, 목, 다리 근육 운동을 확실히 해라. 압력 완화를 계속해라
- 브레이크, 조절 장치, 전원 스위치는 쉽게 닿는 곳에 놓는다.
- 휠체어를 쉽게 조작하고 멈출 수 있어야 한다.
- 당신이 편안하게 느껴야 한다. 결국 하루 중 많은 부분을 휠체어와 함께 한다.

05
방광과 장관리

"당황스러웠습니다. 척수손상 이후, 걸을 수 있으리라 생각했어요.
성관계도 가능할 거라고 생각했는데 화장실을 다시 갈 수 없었고
아주 기본적인 것부터 다시 배워야 했습니다. 이건 충격 그 자체였어요
그러나 저는 혼자가 아니었습니다."

-C 7-8번 손상된 18세 스키 소녀

　손상은 몇 주 전에 일어났지만 조슈아에게는 이미 영원한 것처럼 보였다. 처음에, 응급실에서 그는 통증 외에 어떤 것도 생각할 수 없었다. 다리를 움직일 수 없었고, 가족들은 이러한 상황이 일시적이라고 계속 말했다. 가라앉아 있던 축구 사고의 충격이 다시 한 번 다시 느껴지는 것 같았다. "아들아, 걱정하지 마" 엄마는 말했다. "곧 좋아 질거야". 엄마는 호전될 거라 말하며, 심지어 병세에 대해 숨기려고 노력했다. 조슈아는 엄마가 울고 있다는 것을 알았다.

　항상 누군가 주변에 있었다. 의사, 간호사, 어머니나 아버지. 모두들 그가 자는 동안 왔다 갔다 하면서 항상 떠들썩했다. 그는 생각할 겨를이 없었고 원치도 않았다. 신체는 견인기에 놓였으며 계속 누워 있어야 했다. 수액이 관을 통해 몸 안을 들락날락했다. 기계들은 '삐' 소리와 '윙윙' 소리가 났다. 팔

이 쇠약해져서 그가 쉬는 동안 손이 갈퀴 모양처럼 변했다는 것을 알아차렸다. 손이 말려들어가는 것이 자연스러운 듯 했다.

조슈아는 처음으로 가족들이 자신에게 말한 것보다 더 심각하게 다쳤다고 느꼈지만 말할 수 없었다. 그는 시간이 지나도 다리를 움직일 수 없다는 것도 알았다. 그에게 일어났던 무언가에 대해 알기 위해 척수손상에 관해서 충분히 배웠다.

조슈아에게 악몽은 현실이 되었다. 그러나 마비된 다리, 경직된 팔을 갖고 살아가는 것만을 배울 수 없었다. 두렵게도 조슈아는 장과 방광을 조절할 수 없었다. 배뇨와 배변을 위한 "자, 가자."라는 신체 반응을 인지할 수 없었다. 갑자기 두 살이 되면 자연스럽게 할 수 있는 일들을 다시 배워야 했다.

2주 간 조슈아는 재활 병원으로 옮겼다. 거기에서 척수손상 환자에게 장 문제가 흔히 일어난다는 사실을 알게 되자 한층 더 편안해졌다. 문제를 다루는 방법을 알게 됐고, 앞으로도 계속해서 일상의 삶을 누리고 있다.

비뇨기계의 이동 경로

배뇨를 느끼기 전에는 화장실 갈 생각이 없다. 화장실을 찾을 때까지 보통 참을 수 있다. 아이들에게는 좀 더 힘든 시간이다(특별히 사막이 펼쳐진 고속도로를 타고 있을 때는 말이다). 그러나 일단 배우면 호흡을 하거나 아픈 것에 움츠리는 것처럼 자동적으로 소변을 볼 수 있다.

섭취했던 음식과 음료를 삼키면 소화되면서 액체로 변한다. 사과나 햄버거가 소장에서 요동치면서 가장 작은 화학 성분으로 분해된다. 이러한 액체에서 영양소가 분리되고 흡수되어 신체에 이용된다.

버려지는 물질은 위장에서 방광으로 흘러가서 더 많은 여과가 이루어진다. 독소가 있는 폐기물은 신장에서 요도라는 관을 통해 방광으로 흘러간다.

소변이 찰 때까지 방광에서 머무르게 된다. 다 차게 되면 "불편해요."라는 신호를 뇌로 보낸다. 그 결과 뇌는 "화장실을 빨리 찾아라."라는 반응을 내

믿든 안 믿든 간에, 거의 1200 만 명이 방광 조절에 대해 고통을 겪고 있다. 그리고 그들 중 많은 이들이 척수손상이 아니다. 그러나 만약 당신이 척수손상을 겪는다면, 상황은 더욱 복잡하게 된다. 단지 다른 조건 때문에 그런 것은 아니다. 당신이 외부 카테터external catheter나 유치 카테터indwelling catheter에 해당되는가? 어떤 것이 감염 위험이 가장 적은가?
게다가 담당 의사와 지식을 갖춘 재활팀에게 당황스러운 상황을 말하지 않고 문제를 해결해 줄 두 단체가 있다. 외국의 지원팀을 소개한다.

실금과 관련된 사람들(Incontinent People, HIP Inc.)
P.O Box 544, Union, SC29379
전화:(803) 579-7900
Fax: (803) 579-7902
무료전화: (800) 252-3337

시몬 재단(The Simon Foundation)
P. O. Box 835-F, Wilmetter, IL 60091
무료전화(800) 23SIMON
www.simonfoundation.org

려 보낸다. 화장실 위치를 찾게 되면, 뇌는 또 다른 메시지를 보낸다. "안심해라" 소변은 요도라는 관을 통해 방광에서 흘러보낸다. 방광 근육이 수축하며 동시에, 요도의 근육과 요도조임금(요도괄약근)은 이완하여 소변을 밖으로 배출하게 된다. 아~

간단하다. 빠르다. 그리고 거의 대부분 무의식적으로 이뤄진다. 그런데 만약 약간에 문제가 있다면 어떻게 될까?

방광 문제

당신이 알듯이 척수는 신경계 일부이며 모든 것을 판독하고 알고 의사 결정하는 뇌를 포함한다. 척수에서 문제가 일어나면 뇌에서 나가고 들어오는 메시지를 가로막는다. 메시지는 흐지부지 되거나 활동할 수 없게 된다. 특별히 방광의 반사 작용에서 실제로 일어난다.

방광 근육은 척수의 마지막에 위치한 반사궁reflex arc에서 신호를 받아 수축한다. 방광이 가득 찼을 때, 반사 작용은 당신이 어디에 있든지 상관없이 비운다. 만약 당신이 척수손상 당하기 전에 커피 머그잔 한 잔을 다 마시고 운전 중이라면, 당신의 뇌는 호소할 것이다. 반사 작용을 하지 말라고 말이다. 반사궁을 무시하고 화장실을 찾을 때까지 계속 방광이 찬 상태를 유지하게 된다. 만약 불편하더라도 당황하지는 않을 것이다.

그러나 만약 척수손상이 반사궁 위에 발생되었다면 뇌는 당신에게 호소할 수 없다. 쉽게 메시지가 전달되지 않는다. 그러나 당신이 그 때를 알지 못할 것이다. 이것을 자동방광(경직성방광) 또는 반사방광spastic or reflex bladder이라 부른다.

만약 척수손상이 아래쪽이고 반사가 일어나는 곳에 손상될 가능성이 있다면 방광은 "이완성flaccid"이라 부른다. 게다가 정보를 갖고 있지 못한 뇌에게 당신은 더 이상 활동할 수 없는 반사 활동을 가지게 된다. 방광을 비워야 하는 때를 결코 알 수 없게 된다. 심지어 방광이 차 있는지도 모른다.

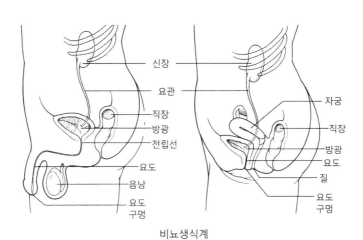

비뇨생식계

배뇨로 가득참

적절하게 기능하지 못하는 방광은 사소한 문제가 아니다. 단지 당혹스러움에 대한 질문이 아니다. 기능 불량인 방광은 신체 전체에 심각한 영향을 줄 수 있다. 방광을 비우더라도 완전히 비우지 못할 것이다. 아마도 방광을 전혀 비울 수 없을 지도 모른다. 방광에 남은 잔뇨는 모여서 잊어버린 연못처럼 고이게 된다. 이것은 감염으로 발전될 가능성이 있다. 사실, 요로감염은 모든 척수손상 생존자에게 가장 흔한 합병증이다.

그러나 요로감염은 이야기의 일부분일 뿐이다. 소변의 일부가 신장으로 역류하여 과부하되고 손상되어서 폐수를 여과하는 작업을 할수 없게 된다. 독소를 포함한 혈액이 신체를 돌면서 심각한 결과를 초래할 수도 있다.

방광 프로그램은 이러한 합병증을 피하는 데 중요하다. 그리고 재활 센터에서 초기 일상 프로그램의 일부분으로 훈련한다. 방광 프로그램의 규모를 정하고 나가기 위해서 재활팀은 병원에 있는 동안 이러한 진단 "제거"검사를 한 번 이상 처방하게 된다.

"제거" 검사 1번: 소변 검사(Urinalysis)

기초 검사중 하나로 매번 신체 검사를 받게 된다. 작은 컵을 채우는 간단한 검사이다. 의료진은 환자의 세포와 화학 구조를 결정하고 소변에서 감염

+ 척수손상에 관한 풍문 세 번째. 척수손상된 이들은 방광암을 가질 가능성이 매우 크다.

만약 당신이 척수손상된 생존자라면, 방광 문제가 감염과 암을 야기한다고 걱정할 것이다. 현실에서 방광암이 척수손상 생존자들에게 더 일반적이지만 그 비율이 아주 극도로 낮다.

정상인 중에서 1%가 방광암으로 고통받고 있다. 척수손상 생존자는 어떠한가? 단 3% 이다.

계속해서 담당 의사와 상담하라. 방광 조절 문제에 대해 계속 주시하라. 그러나 불필요하게 걱정하지는 마라.

의 징후로서 혈액 검사 전에 결과를 추정할 수 있다. 당뇨나 그 이상도 가능하다.

"제거" 검사 2번: 소변 배양 검사(Urine Culture)

방광에 카테터를 넣고 시행하는 좀 더 광범위한 과정을 거친다. 샘플은 임상병리실로 보내져 "자라게 함"으로써 배양 검사하여 어떤 박테리아가 존재하는지를 알아보게 된다. 만약 주치의가 요로감염을 의심한다면 소변 배양과 민감성 검사^{urine culture sensitivity}를 실시할 것이다. 이 검사를 통해 감염 치료에 가장 효과적인 항생제를 처방하여 도움을 줄 것이다.

"제거" 검사 3번: 정맥깔때기조영사진
(정맥신우조영사진, Intravenous Pyelogram, IVP)

무서워하지 마라! 이 단어는 실제보다 더 인상적이다. 모든 것을 아우르는 정맥깔때기조영사진은 비뇨기계를 전체적으로 보기 위해 시행한다. 신장, 요도, 방광을 포함하여 기능을 하는지 하지 않으면 어디에 문제가 있는지 알아보는 검사이다. 장 속을 모두 비운 후 요오드 염료를 주입하여 X-ray로 추적하게 된다.

"제거" 검사 4번: 신장 스캔(Renal Scan)

당신은 신장이라는 단어를 볼 때마다 콩팥이라는 단어와 비슷하다고 느낄 것이다. 이 검사는 몸에 방사선 물질을 주입하여 진단을 가능하게 한다. 이것은 신장에서 혈액 흐름과 기능을 분석하기 위해 검사한다.

"제거" 검사 5번: 초음파(Ultrasound)

적함을 포착하는 잠수함의 수중 청음기처럼 이 장비는 피부에 접촉하여 음파를 이용하여 영상을 만들어 낸다. 음파는 조직의 벽에 앞뒤로 튕겨서 결국에는 TV화면과 비슷한 장치를 통해 기관을 나타낸다. 비록 카메라 필름과 같은 움직임은 없지만, 이러한 영상은 크기와 모양의 차이를 보여준다. 의사가 신장결석이나 종양과 물혹이 신장, 전립선, 방광, 자궁에 있는지 진단을 할 수 있다. 또 소변 본 후 방광에 남아있는 소변량을 정확히 알아 낼 때도 사용한다.

"제거" 검사 6번: 요도방광조영상(방광요도조영사진, Cystourethrogram)

위 단어를 어떻게 읽어야 할지 알아볼 필요는 없지만 이 검사에 대해서는 반드시 알아야 한다. 카테터를 통해 신체 안으로 염료를 넣어서 X-ray를 찍는다. 요도방광조영상은 방광 크기, 모양, 기능을 분석하도록 돕는다. 척수손상 생존자에게 이 검사가 중요하다. 왜냐하면 "씨그램$^{C\text{-}gram}$"은 소변이 방광으로 역류하여 콩팥까지 올라갔는지를 알 수 있다. 그 결과 감염이 될 수 있으며 역류라고 부르는 이 현상이 초기에 발견하지 못한다면 신장에 심각한 손상을 입힌다.

"제거" 검사 7번: 방광내압측정도(방광내압곡선, Cystometrogram)

위에서 제시된 발음하기 어려운 검사들의 사촌이다. 이 검사는 방광이 가득 찼을 때 소변에 대해 어떻게 반응하는지 알아본다. 이산화탄소나 물을 소변처럼 흉내내어 방광에 주입한다. 그 결과는 어떻게 나타나는가? 의사는 경직성 방광인지 이완성 방광인지 결정할 것이다. 또 방광을 비우기 전에 방광의 압력이 얼마나 늘어나는지도 알아본다.

"제거" 검사 8번: 방광경 검사(방광보개 검사, Cystoscopy)

대장내시경 검사^{colonoscopy}와 비슷하게 하부 소화관에 탐침하여 뱀같은 모양의 장치를 이용하는 과정으로 가볍고 유연하며 카메라처럼 생긴 카테터로 문제가 생겼을 때 요도를 통과하여 방광까지 직접 볼 수 있다. 카메라 영상은 화면으로 나타난다. 걱정하지마라. 소리가 그리 나쁘지 않다.

"제거" 검사 9번: 요동력학(Urodynamics)

단일 진단 시험은 아니지만 소변을 배출할 방법을 찾기 위해 분석하고 평가하는데 함께 사용하는 검사 과정을 말한다. 특정 약물에 대해 방광 반응이나 근육 반사를 분석하기 위해 쓰이는 다른 검사인 방광경 검사[cystoscopy], 방광내압곡선[cystometrogram], 요도방광조영상 [cystourethrogram], 정맥깔대기조영술[IVP]를 포함한다.

앞서 보았듯이 방광 관리는 중요한 과제이다. 사는 동안 방광 프로그램을 알기 위해 이러한 검사를 반드시 시행하고 재평가해야 한다. 검사가 지루하더라도 건강을 유지하는데 해볼 만한 일이다!

배뇨: 효과적인 제거

재활팀은 당신이 이완성 방광인지 자동 방광인지 방광 문제 유형을 알아서 적절히 대처한다. 주요 목표는 무엇이 있을까? 감염이나 어떤 문제 없이 방광을 비우는 일이다. 방광 문제는 척수손상 중 아래 등부위, 허리, 꼬리뼈 불완전 손상일 경우 척수손상에게 궁극적으로 개선될 수 있다. 그러나 도움이 필요하다.

카테터 삽입, 도관삽입[catheterization]은 조절하기 어려울 때 흔히 치료하는 방법이며 쉽게 쓰는 뛰어난 공학 도구이다. 플라스틱이나 고무 튜브는 소변을 비우기 위해 방광에 삽입한다. 끝이다.

비록 도구 자체는 단순하지만 카테터[catheterization] 형태가 다양하다.

• **간헐적 카테터 프로그램[ICP]**은 카테터가 하루 중 몇 번씩 방광에 위치한다. 삽입된 카테터 끝은 좁다. 튜브 다른 끝은 크게 개방되어 있다. 소변이 흘러나오고 소변 주머니나 저장소[collection device]에 모은다. 간헐적 카테터 프로그램은 스스로 방광 관리를 재훈련하는[toward retraining] 하는 첫 단계이다. 재활팀은 간헐적 카테터 프로그램이 환자에게 필요하다면 집에서

어떻게 사용하는지 도와줄 것이다. 당신은 쉽고 통증없이 쓰는 방법에
놀랄 것이다.

- 폴리^{Foley}나 유치카테터$^{\text{indwelling catheter}}$는 상위 팔다리마비에게 필요하다.
  언제나 방광에 있어서 감염을 예방하기 위해 몇 주에 한 번씩 바꾼다.
  카테터가 내부에 남아있을 때, 감염 위험이 높아진다. *청결이 중요하다.*
  폴리와 다른 유치 카테터에서 삽입된 튜브 끝에 작은 풍선이 달려있다.
  방광 내부에 카테터를 두고 물이나 식염수를 채운다. 반대쪽 끝부분은
  외부 주머니에 연결한다.

- 치골상 카테터$^{\text{suprapubic catheter}}$는 방광에 삽입한다. 장치는 복부를 통해 수
  술로 절개하여 방광에 직접 장착한다. 방광이 아주 약하다면 이 방법이
  가장 좋다.

- 만약 요도 감염이 없는 상위 팔다리마비 여성이라면 **방광확대술**$^{\text{bladder augmentation}}$이 탁월한 선택이 될 수 있다. 카테터는 수술을 통해 복부에 구
  멍을 뚫어 삽입한다(패치로 덮을 수 있다). 새는 것을 방지하기 위해 대
  장이나 충수 부분은 구멍 근처에서 추가로 내부에서 수집되기 위해 사
  용되기도 한다. 어떤 의사는 이 방법 대신에 방광을 확대하는 수술을 선
  호하기도 한다.

- **외부 카테터**$^{\text{external catheters}}$는 음경 위에 끼우는 콘돔이다. 다리에 부착한다.

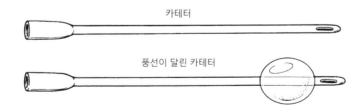

카테터

풍선이 달린 카테터

재훈련 기간

이불에 실수하여 두렵고 당황했던 기억이 있더라도 "소변 훈련" 할 때 정확한 기억은 뇌를 쿡쿡 찔러서 상상할 수 있게 만든다.

척수손상 후 방광 관리를 재교육하면 감정적으로 심신이 너무 쇠약하다고 느낄 수도 있다. 하지만 그렇지 않다. 단지 연결이 안된 신체 기능일 뿐이다. 대부분 경우에 자의식의 곤란함 없이 스스로 기능하도록 재훈련 할 수 있다.

재활의 목표 가운데 하나는 방광 활동을 조절하도록 돕는 것이다. 방광 관리는 독립된 생활을 하는 첫 단계가 되기 때문에 처음 배워야 할 부분이다.

하지만 독립하려면 더 많은 부분이 필요하다. 방광을 관리하지 않으면 실제로 감염, 근 긴장도 소실, 결석으로 위험하다.

섭취/배출 용지

날짜 _____

섭취				배출			
시간	경구	튜브	주사	시간	배출	폴리	토함
7-3							
총량				총량			
시간				시간			
11-7							
총량				총량			
시간				시간			
11-7							
총량				총량			
24시간 총량				24시간 총량			

특별 지시 사항

제한된 용액　　　　　cc/일　　　　　요구되는 수액　　　　　cc/일

섭취와 배출 용지의 예시

손상된 부분 때문에 욕구를 다시 느끼지 못할 수도 있다. 또는 자동으로 조절하지 못할 수도 있다. 그렇지만 훈련을 통해 배출하는 조절 양상을 배울 수 있다. 화장실을 갈 때 배울 수 있다.

방광 훈련의 가장 중요한 요소는 수분 균형으로 식음과 배출하는 동일한 시간을 말하지 않는다. 소변을 배출하는 것보다 섭취량이 더 많다. 왜 그럴까? 발한이나 호흡할 때 섭취한 수분 중 일부를 사용한다. 만약 마지막에 배출하는 것보다 더 섭취하지 못한다면 결국 탈수되어 방광이 너무 혹사되어 건강을 해치기도 한다.

시간이 지나면서 적절하게 수분량을 유지하여 방광 프로그램을 관리할 수 있다. 하루 여덟에서 열 잔 정도 마시고, 커피나 술 같은 이뇨제 용액을 피한다. 많은 재활 센터에서 매일 당신이 마시고 배출하는 도표를 제공한다. 재활팀은 도표를 I&O라고 한다.

이완성 방광 훈련법

다양한 정의에도 불구하고 이완성 방광^{flaccid bladder}은 조절하기 힘들지만 두 방법으로 감염 위험과 질병을 줄이는 데 독립할 방법이 있다.(만약 배출 프로그램 중 하나를 선택하려면 손 기능이 어느정도 필요하다.)

• 발살바^{Valsalva} 방법을 이용할때 변기에 앉아서 해야 한다. 숨을 참고 자기 장을 움직이듯이 복부 근육을 사용하여 내리 누른다. 그리고 긴장을 푼다. 방광을 비울 때까지 이 방법을 사용하라.

주의: 혼자서 하지 마라. 발사바 방법은 심장 박동수 증가와 뇌압을 증가 시키기 때문에 위험에 처했을 때 의사의 진료가 필요하다. 특정 사람은 어떤 상황에서 더 과민하다.

• 크레데^{Crede's} 방법을 쓰려면 역시 변기가 필요하다. 하복부와 방광 부위를 손으로 주무른다. 몇 번 한 후 쉬고 다시 주무른다. 비울 때까지 계속 한다. **다시 말하지만 매번 크레데Crede's 방법을 사용하기 전에 의사의 진료**

가 필요하다.

청결은 신앙심 다음으로 지킨다.

감염을 예방할 수 있는 가장 중요한 것은 많은 시간을 요하지 않고 많은 비용이 들지 않는다. 기억하거나 배워야 할 과제가 복잡하지도 않다. 그건 바로 손을 씻는 것이다. 바로 그것이다. 카테터를 제거하기 전후와 소변 주머니를 치우기 전후에 손을 씻는 규칙을 기억한다면, 감염 위험을 급격하게 줄일 수 있다. 간병인에게도 포함되는 이야기이다. 손을 씻는 것은 방광 프로그램을 보조하는 이들에게 중요한 법칙이다.

카테터를 사용할 때 손과 카테터를 깨끗이 씻어라. 다음 사항을 따르라.

1. 더러운 곳에서 떨어져 카테터를 깨끗이 유지하라. 깨끗이 표시하여 비닐팩을 사용하라.
2. 비누와 물로 깨끗이 카테터를 씻고 공기 중에 말려라. 확실히 멸균하기 위해 끓는 물을 사용할 수 있다.
3. 생식기 부위에 베타딘같은 항균 물티슈를 사용하라.
4. 스스로 주의하며 건조시켜라. 습한 곳은 세균이 번식할 좋은 서식처이다.
5. 의심되면 오래된 카테터를 버려라. 항상 수중에 신선하고 새로 주문한 물품을 구비하라.

이야기의 나머지: 장 관리

마셔야 하는 물 여덟 잔보다 소변으로 배출되는 양이 더 많다. 우리 모두 알 듯이 정상인의 배출 기능은 장과 다른 신체 구조와 관련있다.

위장관은 몸 전체 경로를 지나간다. 사과나 초콜릿을 먹을 때 입안의 침이 음식을 부수어 소화관으로 내려갈 때 부드럽게 만든다. 음식은 위 입구인 식도를 지나 위로 들어간다. 소화 작용이 본격적으로 시작되어 위액이 음식을 다진다. 사과와 초콜릿의 복합 탄수화물은 몸에 필요한 연료의 한 종류인 설탕으로 분해되고 초코바는 지방과 설탕(몸에 필요 없는 성분)과 단백질 덩어리로 분해된다. 분해된 음식은 소화가 일어나는 소장으로 천천히 이동한다. 여기에서 소화액과 효소와 담즙 덕택으로 음식이 더욱 잘게 분해된다. 알아보기 어려운 사과와 초코바에 있던 영양소가 몸 전체의 각 부분으로 보내져서 배고픈 세포가 먹을 수 있다(초코바의 지방은 어디에나 분포된 지방세포에 저장되려고 이동한다).

대량 발주

당신이 섭취하는 음식 모두가 몸으로 사용되는 것은 아니다. 폐기물은 배고픈 세포에게 갈 수 없고 오히려 염증을 일으킬 수 있다. 폐기물이 어디로 가

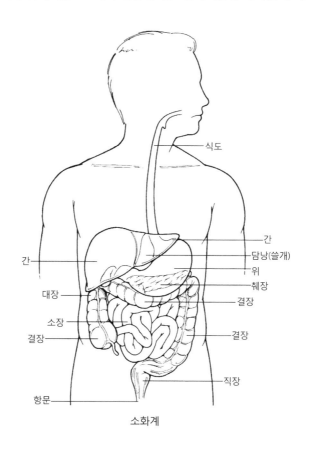

식도

간
담낭(쓸개)
위
췌장
결장

간
대장
소장
결장

결장

직장

항문

소화계

당신은 변비와 소화를 잘 알고 있다. 그러나 설사와 변비의 치료법이 동일하다. 대변이 대장을 막을 때 발생하는 상황이 매복이다.

왜 설사가 생기는가? 때때로 막힌 곳을 지나가는 유일한 대변은 부드럽거나 묽다. 이것이 설사이다.

변비 치료법처럼 매복 치료법도 동일하다. 다량의 섬유소 야채, 질경이 씨앗, 운동, 규칙적인 장관리이다. 만약 계속 문제가 있다면 손으로 대변을 제거해야만 한다.

여전히 문제가 있는가? 더 심한 변비를 방지하기 위해 담당 의사에게 알리는 것이 중요하다.

는가? 소화되지 못한 섬유소와 다른 부산물 대부분으로 이루어진 폐기물이 대장으로 들어간다. 이후에 대장을 떠나서 직장과 대변이 되어 항문 밖으로 나간다.

완벽한 세상에서 식중독, 설사를 일으키는 유행성 감기, 변비가 아니라면 이 과정은 무의식적으로 일어난다. 일상생활이 계속 된다.

척수손상 후에 화장실에 가고자 하는 반사반응을 잃어버린다. 방광 기능이 반사궁처럼 배출해야 하는 때를 항상 말할 수 없다. 조절할 수 없을 지도 모른다. 설사나 변비라면 알 수 없을 지도 모른다. 몇 가지 세부 사항이 있다.

- 척수손상 이후 천천히 대장에서 무계획으로 대변이 형성된다.
- 만약 직장에서 느끼지 못한다면, 배출 욕구가 없을 것이다.
- 항문의 조임근$^{shpincter\ muscle}$은 몸 밖으로 대변이 배출되는 반사가 필요하다. 같은 근육은 부적절한 시간에 장 움직임을 하려고 수축해야 한다. 척수손상은 조임근을 조절하는 능력에 영향을 미친다.
- 만약 T12 이상 손상이라면, 직장이 가득 찼을 때 알지 못할 수도 있다. 조임근이 온전하더라도 무의식적으로 장이 움직인다. 이것이 *반사성 장*$^{reflex\ bowel}$이다. 만약 T12 이하 손상이라면, 반사 활동이 손상되고 조임근은 반사 작용이 남을 것이다. 이것이 매복이나 변비나 다른 상황을 일으킬 수 있다. 이것이 *이완성 장*$^{flaccid\ bowel}$이다.

모두를 잃는 것은 아니다. 방광처럼 장 움직임을 관리할 수 있다. 재활팀이 개발한 프로그램으로 어떻게 장을 조절하는지 배우고 더욱 독립성을 얻게 될 것이다.

기본적인 장 프로그램

핵심 단어는 계획이다. 규칙적인 일정이 장 프로그램을 도와준다. 좌약이
나 조임근을 디지털 방식으로 조정하여 꿈틀운동^{연동 운동, peritalsis} (대장을 지나
대변의 움직임)을 자극할 수 있다. 15~20분을 기다리고 누른다. 복대^{abdominal}
^{binder}는 장 관리를 잘하기 위해 하복부 근육을 조여줄 수 있다.

모든 사람이 다르다. 어떤 이는 손에 잡지를 들고 화장실에 앉은 것을 좋아
하는 것처럼 다른 이들은 가능한 빠르게 일을 본다. 비슷하게 화장실 사용할
수 있는 척수손상 생존자는 좌약을 넣기 전에 변기에 앉는다. 다른 이들은
준비하기 전까지 침대에서 기다린다. 다른 이들은 프로그램을 수행하는 동안
차나 따뜻한 음료를 마시는 것을 좋아할 수도 있다. 당신 마음이다. 기능 능
력 안에서 무엇이든 할 수 있다. 중요한 사실은 주기적인 프로그램을 가지고
운동하며 재활팀과 *계획*을 세우고 집에 갔을 때 혼자서 수행할 수 있다.

피해야 할 사항

주기적으로 장 관리를 유지할 때 더 어렵게 만들고 위험에 빠뜨리는 사항
이 있다.

- 구급함을 점검하라. 어떤 약은 장에 문제를 일으키기도 한다. 만약 항우
  울제, 항불안제, 제산제, 기침 감기약을 복용할 때 의사와 상의하라. 어
  떤 약은 변비를 유발한다.
- *만약 설사로 고통받는다면, 매운 음식과 카페인을 주의하라.* 배변 완화
  제와 장 유연제를 과도하게 사용하는 것을 조심하라.
- *만약 설사라면 흰 빵, 파스타, 섬유질 낮은 식품 등 너무 부드러운 음식
  을 먹지 말아라.*
- *심리적 스트레스와 감정 고통이 너무 심하며 장이 탈날 수 있다.*

- 콩, 양파, 후추, 사우어크라프트*sauerkraut*, 브로콜리, 사과, 멜론, 싹양배추, 콜리플라워를 주의하라. 이러한 과일과 야채는 가스를 많이 발생시키고 장을 부풀게 한다.

받아들여야 할 것

당신이 장 프로그램을 정상으로 성공하며 신체를 건강하게 만드는 몇 가지를 제안한다.

- 새로운 삶에 운동과 조화를 이루는 일이 중요하다. 관절 운동과 상지 운동이 가능하다면 스트레칭과 역기를 사용하여 순조롭고 규칙적인 과정에서 장을 유지할 수 있다.
- 변비를 피하기 위해 *섬유소가 풍부하게 든 음식을 섭취하라.* 통밀로 된 빵과 씨리얼, 야채, 과일, 땅콩버터, 렌틸콩 스프가 있다.
- *매일 질경이 종자피*metamucil *같은 질경이 씨가 든 제품을 섭취하면 규칙적인 배변에 도움이 된다.*
- *당신의 프로그램을 계속하라.* 여기에서 한 시간 지나가고 저기에서 다른 시간 보내면 장이 "혼란"스럽다. 일상생활을 받아들이면 몸이 때에 맞추어 배변을 조절할 수 있다.
- *스트레스를 줄이는 운동을 연습하라.* 명상, 창의적 시각화, 심호흡은 스트레스를 낮춘다. 치료사를 찾아가라. 지지 모임에 가입하라. 말하라. 필수적이며 중요한 배출구를 사용하여 도움을 받고 희망을 꿈꾸라.
- 청결은 신앙심 다음으로 지켜라. 특별히 척수손상을 겪고 있다면 말이다. 좌약을 사용하거나 디지털 자극기를 사용할 때 적절한 위생을 실천하라. "작업"한 후에 항상 손을 씻어라.

이동성. 규칙적인 방광과 장 관리 프로그램. 당신은 삶의 회복에 가까워지고 있다. 그러나 아직 가야할 중요한 영역 몇 군데가 있다. 당신은 다음 행복으로 가는 중요한 부분을 찾게 될 것이다. 바로 성 영역이다.

06
성

"나는 성관계가 두려웠어요. 관계를 맺을 수 있으리라 상상할 수도 없었어요.
하지만 지금 나는 성생활을 할 수 있어요. 어렵지만 가능하고 정말 그래요.
그리고 거의 할 것 같아요."

– 보트 사고로 C6번 손상된 후 헬스사우스에 들어온 21살 대학생

빌은 몇 달 전 스키 사고로 T 10-11 척수손상을 당했다. 손을 움직일 수 있었다. 어떻게 휠체어를 타고 방광과 장 관리를 하는지 재활 치료에 오랜 시간을 보냈다. 사우스웨스턴 대기업 변호사로 직장에 복귀하였으며 보스턴 마라톤을 위해 훈련을 시작했다.

대체로 빌은 척수손상을 겪는 다른 이들 중에서 최상의 성공 가도를 걷는 듯했다. 자신이 가진 많은 약점을 극복했고 새로운 삶을 어떻게 대해야 할지 배웠다. 그러나 한 가지를 놓쳤다. 바로 사생활이었다.

빌은 지역 재활 병원에서 친목회에 참여했는데 척수손상된 독신이나 이혼한 이들이 모인 자유로운 모임이었다. 빌은 새로운 친구를 사귀었지만 특별히 끌리는 여성은 없었다.

그러다가 루스를 만났는데 빌이 속한 회사의 새 법무사였다. 루스는 신체가 건강했지만 빌을 측은히 대하지 않았다. 직설적이고 다정했고 때로는 빌

에게 추파를 던지는 것처럼 보였다. 마침내 빌은 용기를 내서 데이트 신청을 했고 루스는 좋다고 말했다.

빌은 데이트 하기 전 몇 번을 고민했다. 한때 대성공한 변호사였지만 이성과의 데이트가 두렵다는 사실이 싫었다. 자기연민으로 가득 찬 자신이 미웠다. 절망감에 휩싸여 데이트가 취소될까봐 두려웠다.

그러나 건강하게 재활 치료를 받았던 수개월 간의 노력이 이겼다. 빌과 루스가 나가서 처음 식사를 하고 영화관을 갔다. 근사하게도 빌이 원하던 모습이 루스에게 모두 있었다. 서로 같은 점이 많았다. 곧 한 번의 데이트가 여러 번이 되었다. 빌과 루스는 사무실에서 커플이 되었다. 애정 표현은 키스 몇 번으로 끝났지만 서로 더욱 준비했다. 빌이 척수손상으로 생긴 제한점을 이야기했지만 루스는 연연치 않은 듯 했다.

그러다 최악의 경우가 발생했다. 빌의 성욕이 너무 왕성해져서 흥분되기 전에 방광과 장 관리를 해야 한다는 사실을 잊어버렸다. 카테터를 빼버리자 침대에 소변을 보고 말았다.

빌이 너무 당황한 나머지 아무 말도 할 수 없었고 움직일 수도 없었다. 그대로 멈춰버렸다. 루스가 먼저 말했다. "그래. 침대 커버를 어디에 두었어?"

루스는 안 좋은 사건을 더 친밀한 관계로 발전시켰다. 빌이 겪은 상황을 정상적이고 합리적으로 다루었다. 별일 아니었다.

별일 아닌 일이 대단한 행사가 되었다.

2주 후에 빌과 루스는 성대하게 결혼식을 올렸다. 헬스사우스 병원 재활팀 전체를 초대했다.

감정보다 더한 것

받아들이기 어려운 것이 있다. 많은 것 중에서 즐거움과 작별하는 종말을 알리는 종소리처럼 들릴수 있다. 불행히도 많은 척수손상 생존자가 겪는 현실에서 생식기 부분의 감각 손실이 존재한다.

그렇지만 감각 손실이나 오르가즘을 느끼지 못하는 불능은 성욕 부분만은 아니다. 부분적으로 맞는 말이지만 모두는 아니다. 그러나 *유일하게* 성욕을 느끼는 요소는 아니다. 포옹하고 가까워지고 다정하고 높은 자극으로 이어지면서 친밀해진다. 많은 척수손상 생존자들이 정말 실제 성관계와 다르지 않는 기분인 "심리적인" 오르가즘을 실제로 느낄 수 있음을 발견한다.

요약하면 척수손상 당했다면 "좋은 성관계"를 위한 규칙을 적용한다.

좋은 성관계는 법칙을 따른다.

자신에 대해 좋게 느끼기 —— '자신에 대해 좋게 여겨라' 그리고 나면 속담처럼 자신에 대해 좋게 느낄 것이다. 척수손상이 있건 없건 성관계에도 동일하게 적용된다. 만약 당신이 스스로를 좋게 여기며 자신감이 있고 확고하다면 관계를 더욱 즐길 수 있고 상대방과 더욱 즐거움을 주게 될 것이다.

사실은 대부분이 장애에 대해 약간 불편해한다. 사람들이 손상 때문에 매력을 못 느낄 수도 있고 오히려 그것 때문에 당신을 거절하지 않을 수도 있다. 그러나 약간 불편할 것이다.

✚ 성에 관한 퀴즈

다음 질문을 살펴보자. 당신에게 적용할 수 있는지 살펴보아라. 그렇다면 성생활을 즐기기 힘들 수 있다. 의사나 상담사와 자신의 상대방과 대화하라

1. 가족 안에서 전통적인 역할이 바뀌었는가? 생계를 책임지다가 주부로 바뀌었는가? 이 사실이 당신을 의존적이고 불행하기 만드는가?
2. 떨어질까봐 두려운가? 직장이나 집뿐만 아니라 침대에서도 그러한가?
3. 어떤 가능한 대립이나 육체적 고통을 피하려고 척수손상을 숨기고 아픈 척 했는가?
4. 척수손상 전에 부정적인 신체상이 있는가? 그리고 지금은 어떠한가?
5. 척수손상 전에 적절한 성관계를 했는가?
6. 만약 당신이 욕구를 보인다고 젊은이나 사람들이 비웃을 것이라고 상상하는가?
7. 우울하거나 분노하는가?

당신은 편안하게 연인이 될 친구를 사귈 수도 있다. 만약 자기 스스로 좋게 여긴다면 상대편은 당신에 대해 더 좋게 여길 것이다.

의사 소통에 대한 능력 갖추기 —— 좋은 성관계의 또 다른 요소는 대화이다. 대화는 당신을 괴롭히고 기분 좋게 하며 양쪽 모두 더 즐겁게 만드는 애정 표현에 대해 말하는 능력이다. 분명히 척수손상을 당한 당신은 상대편과 당신 모두를 만족시킬 수 있는 다른 자세와 다른 기술을 노력해야 한다. 만족할 유일한 방법은 의사 소통을 통해서 대화를 한다.

의사 소통은 성관계와 척수손상에 대해 가능한 많은 것을 배울 수 있다. 속한 재활팀이나 친목회 회원이나 주치의와 대화할 수 있다. 성에 대한 본능을 다소 상실할지 모르나 계획을 실행하려는 기대로 흥분되기도 한다.

가진 모든 감각 이용하기 —— 척수손상 되었다면 감각과 상상력으로 신체 기동성^{maneuverability}을 보충 할 수 있다. 촛불을 켜라. 상대방과 내가 모두 편안하고 관능적인 분위기를 만들어라. 기억해라, 자신이 지닌 감각은 생식기보다 더 많은 부분에서 흥분할 수 있다. 척수손상된 이들은 얼굴이나 가슴과 목의 신체 다른 부분에서 자극을 느끼는 몸으로 "재훈련" 될 수 있다. 좋은 성관계는 육체와 감각이 조화를 이룬다. 팔다리 모두 사용할 수 있을지라도 감각없이 육체는 성감을 못 느낄 수 있다. 상상력을 통해 관능적으로 느낄 수 있다.

다치지 않는 일반 감각 사용하기 —— 정상적인 성관계를 하는 상대방과 로맨틱한 분위기를 방해하고 싶지 않겠지만 척수손상되었을 때 "미리 계획한" 어떤 조건이 요구된다.

- 만약 주기적으로 장과 방광 프로그램을 실행한다면 늘어지기 전에 관계를 맺어라.

- 외부 카테터^{external catheter} 했다면 제거하고 다리 바깥면에 놓든지 복부에 붙여 놓아라.

- 카테터와 소변 주머니^{collection bag}를 제거해라. 사전에 배설한 것을 확인하

고 생식기를 깨끗이 씻어라.

- 휠체어를 없애고 편안한 성관계 자세를 위해 도움이 필요하다면 사전에 옮겨달라고 애인이나 간병인에게 부탁하라.
- 절정에 이르는 자세와 촉감을 포함하여 애인이 보조하는 방법을 이야기하는데 주저하지 마라.

성의 신체 지식과 척수손상

몇 가지는 변하지 않는다. 척수손상이든 아니든 성감이 자극 되었을 때 혈압이 증가하고 심장 박동수가 요동치며 호흡이 깊어지고 피부가 붉고 민감도가 높으며 근육이 수축한다. 강직이 있어도 성감이 오르는 경험을 할 수 있다.

그러나 다른 부위의 신체 반응은 다음 사항에 따라 영원히 바뀔 수 있다.

- 손상이 발생된 부위
- 완전 손상인지 불완전 손상인지에 따라
- 다친 후 지속 기간과 재활 치료한 기간
- 특정 약의 복용 유무

척수손상된 여성의 성 변화

당신이 완전 손상이 아니라면, 생식기 부위에 성감이 유지될 수 있다. 그러나 클리토스에 있는 신경말단의 성감이 다르게 느낄 수 있다. 이러한 신경말단은 척수의 하위 T12에서 L2와 S1에서 4까지 기인한다. 만약 당신이 이 척수 레벨 아래를 다쳤다면 생식기에 영향을 미친다.

좋은 소식은 잃는 게 있으면 얻는 게 있다는 점이다. 청력을 잃는 이들의 시력이 좋아지는 것처럼 손상된 부위를 뛰어넘어 신체 다른 부위의 감각을 더 잘 느낀다. 예를 들어 가슴 부위의 민감도가 높아진다.

척수손상으로 윤활액lubrication이 감소될 수 있다. 자극을 못 느끼는 뇌는 삽입을 준비하려고 많은 분비물을 보내라는 메시지를 알지 못한다. 이 문제를 해결하기 위해 윤활제를 사용할 수 있다. 그러나 바셀린 사용을 멀리하라. 세균으로 인해 출혈을 야기하고 감염을 일으킨다.

척수손상 후 6개월까지 관계 맺지 못할 수도 있다. 그러나 놀라지 마라. 단지 사고로 신체가 쇼크 상태일 뿐이다. 대부분 여성은 일 년 안에 규칙적인 생리 주기를 되찾는다.

척수손상된 남자의 성변화

감각을 조절하고 음경에 혈액을 공급하여 발기를 돕는 신경은 여성처럼 척수 하부 T12-L2에서 S4에 위치한다.

심인성 발기psychogenic erection는 뇌에서 페니스 감각까지 메시지를 전달할 때 발생되며 반사성 발기reflexogenic erection는 발음 그대로이다. 반사 반응은 척수 자체에서 자극이 나타나며 뇌와는 관련 없다. 이런 종류의 발기는 정상인과 척수손상 남성에게 가장 흔하다. 완전 손상이라면 반사성 발기가 나타난다.

운좋게도 불완전 척수손상은 약간의 도움을 받으면 된다. 팔다리마비는 발기 될 수 있으며 반사 작용은 온전하다. 그러나 하위 하반신마비는 반사 작용을 일으키는 신경이 활동하지 못하기 때문에 발기되지 않는다.

척수손상된 남성에게 발기될 수 있는 몇 가지 기술이 있다.

혈관수축물질 —— 이 물질은 동맥을 통해 음경으로 혈액을 원할하게 공급하며 정맥으로 되돌아 오는 피를 감소시킨다. 그 결과 충혈을 일으켜 발기된다. 의사 지시에 따라 작은 바늘을 이용하여 스스로 음경에 이 물질을 주입한다. 혈관수축물질의 부작용은 매우 적다. 의사와 상담하라. 경구용 신약과 음경에 삽입하는 신약은 약국에 있다. 척수손상된 이에게 사용할 수 있는지는 아직 연구 중이다.

진공팽창수축치료 Vacuum Tumescense Contriction Therapy(VTCT) —— 이 과정은 페니스 위에 단단한 튜브를 놓고 진공 펌프와 페니스 기저부에 단단하게 밴드로 부착한다. 결과는 어떠한가? 발기된다.

음경 인공물 Peline Prostheses —— 이 버팀목props은 반강체semirigid와 부푼 모양inflatable 이다. 비록 발기를 돕지만 수술로 이식하기 때문에 인공물이 감염을 야기할 수 있다.

강직도 한 몫 한다. 이완성 근 수축인 사람보다 강직성일 때 발기가 더 잘

된다.

　그러나 사정은 다르다. 다양한 자극과 반응 메시지가 뇌와 반사^{reflex}와 근 수축을 오가며 복잡하게 이루어져 결과로 나타나기 때문이다. 따라서 척수 손상으로 인해 사정하기 어렵다.

　사정하기 위해서는 방광이 기능을 해야 한다. 방광경부$^{bladder\ neck}$가 가까워 서 정액이 배뇨의 방해가 없어야 지나갈 수 있다. 만약 척수손상이라면 정액 역류증$^{retrograde\ ejaculation}$이 발생할 수 있다. 여기에 방광경부는 가깝지 않아서 사정이 요도를 통해 밖으로 가기 보다는 방광으로 밀려들어온다.

　사정을 하기 위해 처방전을 받아 진동 기구를 이용할 수도 있다. 이것이 사 정하는 데 도움이 된다. 그러나 진동 기구는 척수손상에게 위험한 자율신경 반사이상(8장 참고)을 자극하기 때문에 주의해야 한다. 의사가 직장에 넣는 전자자극 전극봉^{electrode}이나 탐침^{probes}으로 사정을 자극하기도 한다.

　척수손상의 다른 모든 영역과 함께 약간의 계획과 지식, 이해, 성은 당신 에게 훌륭한 경험이 될 것이다. 즐겨라!

07
피부 관리

"사고 전에는 피부 관리가 돈을 지불하여 주름을 없애는 허영심에서 나온다고
생각했습니다. 지금은 피부 관리에 대해 이전보다 더 많이 알고 있습니다.
피부 관리를 통해 제 생명을 보호하고 있습니다."

– 얼어붙은 현관 계단에서 넘어진 T10-11 척수손상된 29세 여성

보트 사고로 메러디스는 L1-2이 손상되어 처음 몇 달 간 재활 치료에서 배운 모든 부분을 연습했다. 휠체어에서 침대로 옮겨앉는 방법을 물리치료실에서 배웠다. 또한 방광과 장 프로그램도 열심히 따라했다. 그녀 스스로 느리지만 강해지고 호전되는 느낌이었다. 하지 보조기와 목발로 몇 미터를 걷게되었다.

그런데 더 이상 되지 않았다. 매일 거울을 사용하여 피부를 점검하는 행동을 자주 빼먹었다. 그럴 시간이 누가 있겠는가? 그녀에게는 배우고 변화하는 것이 더욱 중요하다. 그녀는 새로운 직업 기술을 익혀서 승무원에서 항공관리자로 자리를 옮길 수 있었다. 새로운 동료를 사귀고 남자친구와도 관계가 깊어졌다. 걷는 방법과 화장실 가는 방법을 배우고 새로운 경험을 할 때도 피부 관리는 우선 순위에서 밀려났다.

간호사가 피부 관리를 늘 하고 있는지 메러디스에게 물어볼 때면 별 생각없이 고개를 끄떡였다. 그녀는 의료팀에게 피부를 재점검할 필요가 없다고 말했다. 의료팀이 메러디스를 믿지 못해서 그런 것일까?

메러디스가 퇴원을 준비하여 집으로 가야했기 때문에 통상적으로 이렇게 했다. 휠체어에서 변기로 옮겨 앉을 때 넓적다리에 난 붉은 염증을 처음 발견했다. 숨이 턱 막혔다. 고름이 나오고 벌겋게 곪았다. 메러디스는 무서웠다. 터무니없지만 두려워서 퇴원을 미루고 충동적으로 딱딱한 고름을 씻겨내고 무언가 잘못되었을 거라며 회피하려고 했다.

이틀 후에 붉고 물집이 생기던 염증이 하얗게 변했다. 메러디스는 정말 무서웠다. 뭔가 분명하다고 느꼈다. 의료진 중 누군가 보는 것은 시간 문제였다. 그녀는 재활 간호사에게 사실을 알려야 했다.

메러디스는 욕창 3기으로 밝혀졌다. 만약 피부 관리 체계를 따랐다면 완벽하게 예방할 수 있었다. 집으로 가려던 계획은 욕창 치료를 위해 다음 달로 미뤄졌다. 괴사 조직을 제거하고 염증에 있던 고름을 짜냈다. 남은 공간이 채워졌다. 의료진은 다른 신체 조직으로 퍼질까봐 위험할 수 있는 감염에 주의를 기울였다. 메러디스는 운이 좋았다. 상처가 나았다. 현재 그녀는 피부 관리 체계에 주의를 기울인다. 메러디스는 손 씻기에 정성을 들이고 몸을 청결히 한다. 양치를 바로 한 후에 매일 거울로 신체를 점검한다.

피부 더욱 깊이

심장이나 간처럼 피부가 중요하다고 생각하지 않는다. 피부를 의학 용어 (과학 용어 Scientific term)로 피부계 integumentary system 로 부르며 순환계 circulatory system 나 신경계 nervous system 처럼 중요한 기관으로 환자들과 의논하지는 않는다.

그러나 현실에서 피부는 외부에서 처음 만나 중요한 기관이다. 세균 침입과 감염을 대항하는 요새와 같다. 여름에는 시원하게, 겨울에는 따뜻하게 해준다. 영양 공급을 하고 생명을 유지하며 편안하게 기관과 체액을 지켜준다. 신경종말, 땀샘, 기름샘 모두 피부 안에 자리잡고 있다.

그러나 척수손상 후에는 피부 역할이 더욱 중요하며 건강 증진에 더욱 커다란 역할을 한다.

당신의 피부 기능: 새로운 세계의 새로운 내용

척추 손상 시 네 가지 기본 영역인 "피부 영역"이 있다.

피부 영역 1번. 보호, 보호, 보호 —— 정상인에게 제공된 특수한 보호막은 척수손상된 이들에게 추가로 보수가 필요하다. 손상 레벨에 따라 부동 상태^{im-mobility}가 큰 요소이다. 이전처럼 움직이지 않아서 엉덩이와 넓적다리에 끊임없이 압력을 받는다. 다리는 더 이상 움직이지 않아서 체액과 혈액이 끊임없는 순환이 되지 않는다.

부동 상태의 결과는 어떠한가? 느낄 수 없는 당신의 피부가 다치고 멍들며 찢어진다. 알지 못하던 염증^{irritation}이 생긴다.

이 염증을 욕창이나 피부 궤양이라고 부른다. 한동안 침상에 누워 있거나 한 자세로 있는 이들에게 생긴다. 척수손상이라면 더욱 위험할 수 있다. 연구에서 모든 척수손상 환자 중에서 처음 손상 후 62.5%가 욕창을 겪으며, 욕창을 두 번 겪는 이는 21.3%, 세 번 겪는 이는 10.3% 라고 한다.

욕창은 심각성에 따라 다양하다. 46%가 가장 일반적으로 끝나며 가장 해롭지 않은 1단계이다. 2단계는 38.3%, 3단계는 11.9%, 가장 위험한 4단계는 3.8%에서 끝난다. 끊임없이 점검하며 욕창 관리법을 배우고 당신에게 관심 갖는 재활 의료진과 함께 한다면 욕창이 생기더라도 그리 심각하지 않게 대처할 수 있다.

피부 영역 2번. 느낌 —— 모든 피부 층 깊이 있는 신경종말이나 진피는 목적이 있다. 그들은 뉴스 속보를 뇌에게 경고한다. "무릎에서 뜨거운 접시를 치워라!" "밖이 추우니까 엄지발가락이 얼얼하네" "휠체어를 타고 가다가 장미 가시덤불에 갇혔어. 아얏!"

만약 팔다리에 감각이 없다면 당신은 메시지를 받지 못한다. 메시지가 없기 때문에 들을 수 없다. 자극이 메시지를 받아 뇌로 이동할 수 없다.

결과는 어떠한가? 당신은 반드시 부상, 화상, 동상, 감염을 조심해야 한다. 경계하고 상식을 이용하라. 뜨거움을 느끼지 못해도 오븐에서 방금 나

1단계

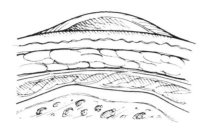

염증. 그러나 피부가 상하지 않고
　　열감있고 닿았을 때 아프다.

치료
1. 붉은 기가 없어질 때까지 표면 접촉을 피하라.
2. 잘 말리고 깨끗이 하라.
3. 필요하다면 항생제 드레싱하라.

2단계

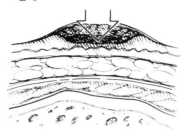

상처 나며 피부가 붉다. 물집이 생기고 다소 고름
나온다. 주변 부위가 붓고 붉다.

치료
1단계 치료법을 따른다.

3단계

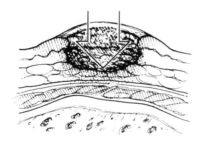

깊고 고름 나오는 붉게 곪은 상태로
희거나 검은 색이며 냄새가 난다.

치료
1. 1단계 치료법을 따르고 추가로,
2. 의사에게 보여줘라. 괴사 조직을 긁어내고 배농
하며 개방된 욕창을 채울 것이다.

4단계

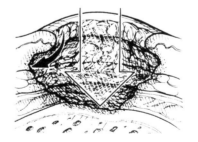

욕창이 근육과 뼈에 닿았다. 희거나 검으며 뼈가
감염되었다면 통증이 있다. 악취와 고름이 난다.

치료
1. 3단계 치료법을 따르고 추가로,
2. 의사가 처방한 항생제 치료를 따르라
3. 뼈가 감염되었다면 평가해야 한다.
4. 수술도 가능하다.

욕창 단계

온 접시가 뜨겁다는 사실을 안다. 날씨가 영하라서 두꺼운 양말과 부츠를 신어야 한다는 것은 안다. 장미덤불에 가시가 있어서 피해야 된다는 것을 안다. 난방기, 모닥불, 아이스 가방도 마찬가지이다.

피부 영역 3번. 엄청난 조절 장치 —— 아니다. 또 다른 아놀드 슈왈츠제네거 역할이 아니다. 피부는 특별한 온도계이다. 환경에서 나오는 자극은 "피하"에서 받으며 뇌는 메시지에 반응한다. 피부는 열을 식히거나 따뜻하게 한다. 그러나 피부가 감각을 느끼기 어렵다면 신체가 환경에서 변화에 적응하기 어렵다. 척수손상 대부분이 손상 레벨 아래로 발한이나 오한이나 닭살이 돋지 않는다. 바꿔 말해서 추울 때 떨거나 닭살 돋지 않는다. 더울 때 신체가 발한으로 안정을 찾지 못한다.

같은 기능 불량 조절 장치는 손상 레벨보다 위에 있는 신체에 과도한 발한이나 오한을 야기한다. 만약 다량의 땀을 흘린다면, 그늘에서 체온이 110도가 아니어도 즉시 의사를 불러라. 자율신경반사이상autonomic dysreflexia이라고 부르는 심각한 상황이다(8장 참고).

사계절 동안 환경을 점검하는 일기 예보 아나운서인 피부에 대해 당신이 주의를 기울어야 한다.

피부 영역 4번. 체액을 돌게 하라 —— 기내에서 실시한 연구에서 승객이 좁은 좌석에서 쥐가 나면 건강에 해를 끼친다고 발표했다. 의사는 승객에게 비

✚ 피부 관리와 건강을 위해 피해야 할 것

피할 것
- 무릎 위에 냉동 식품 반듯하게 놓기. 동상에 걸릴 때조차 알지 못할 것이다!
- 뜨거운 음식이나 음료 엎지르기
- 담배(추가 사항: 인지하지 못할 때에도 자기 신체를 불태울 수 있다!)
- 극심한 기상 조건에 맞지 않는 옷 입고 외출하기
- 서혜부를 아주 축축하게 만들기(카테터를 청결하게 유지하자!)
- 옷 꽉 껴입기. 피부가 숨 쉬지 못하는 바지, 상의, 신발은 혈액 순환을 방해한다.

행 중에 일어나서 화장실로 가거나 복도에서 가볍게 앉았다 일어나고 자주 "쉬라"고 조언한다. 왜 그런가? 체액이 다리에 고여 발목을 붓게 만들며 발목이 쇠약하다면 안 움직이는 상태에서 피덩이가 생겨서 심장이나 폐로 올라간다.

만약 정상 승객의 다리에 이런 상황이 발생한 것처럼 당신이 하루 종일 휠체어에 앉아 있다면 다리가 붓는가? 이런 일이 많이 발생한다. 하루 중 대부분 휠체어에 앉아 있다면 혈액과 체액이 다리에 "고여서" 잠재적으로 위험하게 붓고 부종으로 발전할 수도 있다.

상태가 더 악화되어 계속 고인다면 혈액이 신체에 충분히 순환되지 못하여 다른 곳에 있는 배고픈 세포가 순환하는 혈액에게 "음식"을 받지 못해서 죽게 된다. 그 결과 도처에 욕창이 생긴다.

척수손상의 피부에 관한 좋은 소식은 잠재적인 "피부 영역" 문제를 짧은 지식과 적은 시간으로 피할 수 있다는 점이다.

피부 먼저

피부에 할 수 있는 가장 중요한 것과 재활에서 배워야 할 첫 번째는 매일 검사하는 것이다. 왜냐하면 욕창은 척수손상에게 아주 흔하기 때문에 매일 신체 여기저기를 점검해야 한다. 어떻게 하는가? 쉽다. 팔다리마비의 경우 약간의 도움을 받는다면 거울로 점검할 수 있다. 한 연구에 따르면 손상된지 일 년 동안 가장 흔하게 욕창이 생기는 신체 부위는

- 등허리 아랫부분 20.5%
- 엉덩이 18.3%
- 발꿈치 16.6%
- 엉덩이 12.4%
- 발목 8.7%
- 다리 5.6%
- 서혜부 4.5%

- 무릎 3.6%
- 팔꿈치 2.6%
- 어깨와 등허리 1.2%
- 갈비뼈 4%
- 뒷머리, 귀 가장자리, 상지 같은 불특정한 기타 부위 4.7%

영양은 피부를 부드럽게 하고 욕창을 방지하는데 아주 중요하다. 고기, 과

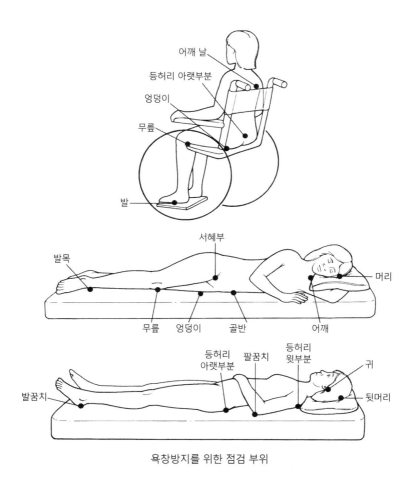

욕창방지를 위한 점검 부위

일, 야채, 복합 탄수화물(쌀, 고구마, 통밀로 된 시리얼과 빵)이 풍부하게 포함된 균형 잡힌 식사는 신체에 필수 "음식"을 공급한다. 음식을 통해 건강하고 탄력 있는 피부와 왕성한 혈액 순환으로 변화시킨다. 또 다른 팁이 있다.

체중을 줄이기 위해 노력하겠지만 당신에게 있어야 할 지방을 잊지 마라! 어류와 식물에서 추출한 필수 지방산은 피부를 촉촉하게 해준다.

- 과도한 소금을 멀리하라. 반대로 수분을 너무 섭취하면 붓거나 부종이 생긴다.
- 물을 신경써라. 방광 관리 프로그램에 따라 적절한 양을 마셨는지 확인하라. 평평하게 무릎 꿇는 자세는 소변 배출을 돕고 피부를 해치는 탈수를 방지한다.
- 과도한 술과 카페인 섭취를 자제하라. 기호 식품일지라도 불안과 우울증은 물론 탈수를 일으킨다.
- 매일 항산화제, 멀티 비타민, 미네랄 보충제를 섭취하라. 몸에 필요한 영양분을 공급할 것이다.

청결 요소

지나치게 말해도 모자라는 척수손상 시 신조는 '스스로 청결을 유지하라!'이다. 감염을 방지하기 위해 방광과 장 프로그램을 하기 전후에 손을 씻는 법을 이미 보았다. 몸 전체의 청결 유지는 피부에서 감염을 지킨다.

생각해보라. 피부 표면은 일㎡가 넘는다. 미생물과 세균이 우글거리는 넓은 영토이다. 만약 개방된 염증과 상처에 더러운 손톱만 있다면 세균이 피부를 통과해서 신체를 침범한 준비가 되어있다.

더러운 손톱과 발톱은 손질하고 깨끗이 하라. 필요하다면 발 전문의를 방문하라. 발톱을 손질한다면 갑자기 부러지거나 피부를 자극하지 않는다. 그러나 짧은 "발톱"에서도 세균이 산다.

가장 좋은 수비는 공격이 아니다. 청결을 유지하는 것이다. 매일 목욕하는 것이 필수이다. 의료진은 하루 두 번 서혜부를 씻으라고 권한다. 공기가 통하지 않는 습하고 어두운 지역은 세균이 머무르기 좋은 장소이다. 따뜻한 행주를 사용하고 잘 말린 후 옥수수 녹말 파우더를 사용하라. 이로써 얻게 되는 또다른 이점은 방광과 장의 감염을 방지하게 된다.

제발 자세를 신경 써라

바른 음식을 먹을 수 있다. 매일 거울로 점검한다. 스스로 청결을 유지한다. 만약 움직이기 힘들다면 욕창은 항상 위험 요소이다. 또한 부종을 피하기 위해 혈액 순환이 잘 되도록 하자.

자세 변경은 몸을 돌리는 것이다. 재활팀은 물리치료 시간에 당신에게 오른쪽에서 왼쪽으로 침대에서의 자세 변경을 가르친다. 바로 눕는 대신 엎드려서 잘 수도 있다. 베개를 덧대어 자세 정렬을 변경하거나 신체에서 다양한 지점에 압력을 줄일 수 있다.

깨어 있거나 휠체어에 있을 때 매일 15분 간 즉시 자세 변경 운동을 해야 한다. 물리치료사에게 쉽게 몸체를 비틀거나 돌리는 방법을 배울 것이다.

- 약간 엉덩이를 들고 의자 한 쪽 잡기. 오른쪽에서 왼쪽으로 기울이기
- 휠체어를 위와 약간 밖으로 밀기
- 앞뒤로 가슴을 구부리기
- "휠라이^{wheelie}(휠체어 앞바퀴를 드는 것)" 하기: 휠체어를 뒤로 기울이거나 비스듬히 기울인 자세를 이용하기
- 의자에서 엉덩이를 실룩실룩 움직이기
- 엎드리기: 매일 엎드린 자세를 취하기

침대에 있을 때 "흔드는^{swing}"자세에 습관을 들여서 몸을 돌려야 할 때 한 시간마다 알람을 사용하는 알람 시계와 타이머 되는 손목 시계를 사용하라. 결국 자세는 거울 검사나 침대에서 휠체어로 옮겨 앉기처럼 두 번째 본능이 될 것이다.

재활 여정이 거의 끝났다. 올바른 피부 관리, 휠체어 조절, 영양, 성, 방광과 장 관리의 기본을 알았다. 그러나 건강하고 독립된 척수손상 생존자가 가장 최신에 알아야 할 중요한 두 가지 분야가 있다. 그 중 한 분야로 떠나보자. 어떤 합병증 위험이 있는지 알아보자.

08
합병증 위험 인지하기

"나는 다른 누구보다 문제에 대해 주의를 기울여야 한다. 받아들이는 것이지
나를 화나게 만드는 것은 아니다. 살아있다는 사실이 정말 기쁘다."

-트럭 운전석으로 방향을 튼 승합차로 인해 T6-7 척수손상된 38세 남성

    자율신경반사이상^{autonomic dysreflexia} 증상을 처음 겪은 론은 두려웠다. 몸에 무
슨 일이 일어나고 있는지 알지 못했다. 갑자기 눈을 깜박였고 심장이 마구
뛰면서 한밤 중에 깨어났다. 악몽이라고 생각하고 싶었지만 생각할 겨를이
없었다. 머리가 엄청나게 지끈거리기 시작했다. 얼굴에 땀이 나고 빨개지면
서 동시에 굉장히 추웠다.

    "도와주세요." 밤공기 사이로 소리 질렀다. 심장 마비나 나락으로 떨어지는
기분이라서 어리둥절했고 생명을 공격하는 극심한 공포감이 느껴졌다. "도와
주세요."

    엄마가 방으로 뛰어들어왔다. 심장이 아주 천천히 뛰고 몸 전체가 처지는
느낌이었다. 시야가 흐려지고 일그러져서 엄마를 알아볼 수 없었다.

    운 좋게도 론의 엄마는 밤중에 일어나고 있는 지금 일에 대해 이전에 배웠
다. 재활 센터의 간호사가 자율신경반사이상에 대해 부양 가족 전체에게 주
의를 줬다. 엄마는 자율신경반사이상이 재활 기간 동안 아들에게 흔히 발생
하는 "공격"이라는 사실을 알았다.

활력 넘치는 열여섯 살 론은 봄 방학 때 자동차 사고로 T6 척수손상을 당한 후 새로운 삶을 적응하는 어려운 시기를 보냈다. 재활 치료에서 독립성을 배울 때 규칙대로 최선을 다했다. 론은 자유롭고 싶었다. 그래서 휠체어를 연습하고 카테터 사용법을 배웠다. 컴퓨터 게임의 달인이 되었고 학교 생활도 계속 잘 했다.

그러나 그는 재활의 민감한 어떤 분야에 대해 한계를 느꼈다. 자율신경반사이상의 경고등이다. 론은 엄마가 기억한 사실을 중요하게 여겼기 때문에 자율신경반사이상에 대해 충분히 신경썼다.

론은 방광을 비우는 문제가 있어서 외래로 재활 치료를 받을 때 유치 카테터를 끼운다. 그가 모르는 사이에 줄이 꼬여서 방광이 가득 찼다. 예전에 그를 불편하게 만들었던 신호가 생명을 위협하는 상황으로 바꿔 놓았다. 론은 평범한 방식으로 통증에 반응할 수 없었다. 혈압이 오르내리지 않고 계속 상승했다. 론의 젊음과 엄마의 선견지명이 그를 뇌졸중으로부터 구할 수 있었다.

론의 엄마가 빠르게 아들 신체를 점검했다. 엄마는 카테터가 꼬인 것을 발견하고 다시 풀었다. 론의 방광에 찬 소변을 비우자 혈압이 낮아지기 시작했고 머리가 편안해졌다. 엄마가 병원에 전화해서 앞으로 론의 혈압이 정상범위로 떨어지고 더이상 신체에 영구적인 손상이 없는지 확실히 물었다.

자율신경반사이상은 론과 같이 T6 이상 척수손상된 사람에게 있는 합병증이다. 척수를 통해 메세지를 받지 못할 때 몸은 아프다고 반응한다. 척수손상에서 나타나는 가장 중요한 합병증이지만 이 증상 하나만 있지 않다.

똑똑하게 살아가기

일상에서 일어나는 많은 합병증은 유전자 구성, 스트레스에 대한 민감도, 거주 환경, 생활 방식과 연관있다. 만약 아버지가 심장병으로 돌아가셨다면 규칙적으로 혈압을 점검하는 기회를 갖고 다량의 콜레스테롤이 든 음식을 멀리해야 한다. 만약 피부색이 옅다면 태양을 피하고 언제든 썬크림을 듬뿍 발라야 한다.

신중하고 조심스러우며 똑똑한 만큼 이러한 사실을 떠올린다. 척수손상으로 고통당한 후 왜 이렇게 달라지는가?

척수손상으로 합병증이 발생하기 때문이다. 손상 전에는 조심하지 않아도 되는 것을 이후에는 조심해야 한다. 론과 그의 엄마처럼 가능성 있는 문제에 대한 증상을 읽을 수 있어야 한다. 그래서 심해지기 전에 합병증을 다뤄야 한다. 당신은 다른 이들과 다르게 생각해야 한다. 쉽지 않다면 설명을 통해 합병증을 쉽게 다루겠다.

척수손상으로 나타나는 흔하고 다양한 합병증을 훑어보자. 합병증은 치료와 관찰과 지식으로 통제 가능하다.

함께하는 합병증: 고혈압, 신체에 과도한 스트레스, 피로

고혈압, 신체에 과도한 스트레스, 피로를 삼총사라고 부르는 이들은 자율신경반사이상(아래 참조)과 우울증(9장 참조)같은 심각한 합병증을 유발할 수 있는 강력하고 조용한 문제를 일으킨다. "끔찍한 삼총사"는 신체에 스트레스를 주며 차례차례 면역 체계를 위태롭게 한다. 결과는 어떻게 될까? 언젠가 더 심각한 합병증이 될 것이다.

깊이 이해하기 —— 고혈압은 너무나 강력한 동맥을 통과하여 혈류 흐름이 강하게 되는 것을 말한다. 비록 느끼지 못해도 이 힘은 동맥벽을 약화시킨다. 심장이 신체를 통과하여 혈액을 퍼 올리는 일이 더 힘들어지고 혈액이 해야 하는 양만큼 능률적으로 순환하지 못한다. 작은 혈관은 강력한 혈류를 "다룰" 능력이 없다. 보살피지 않고 내버려 둔다면 결과는 어떻게 될까? 심장병, 뇌졸중, 가속화되는 죽상경화증, 동맥경화가 될 것이다. 고혈압은 유전될 가능성이 높지만 척수손상 같은 특수한 상황이나 과도한 스트레스로 촉발될 수 있다. 가득찬 방광, 매복^{대변막힘, impaction}, 자율신경반사이상도 나타난다. 만약 혈압이 140/90 이라면 고혈압이다.

근육이 긴장하며 사용하지 않아서 고혈압이 가속화되어 신체에 *과도하게 스트레스를 준다.* 만약 당신이 척수손상을 당했다면 비슷한 또래의 활발한 사람들보다 더 많이 휠체어에 앉고, 침상에 자주 누워있다. 신체나 정신적으로 스트레스가 더하다.

피로는 심리에서 나온다. 피로는 우울증에서 나타나는 증상이며 스트레스가 과도하여 나타난다. 피로는 신체적 기반에서 나온다. 척수손상 되기 전에 호흡, 배뇨, 한 공간에서 다른 곳으로 자동으로 이동하던 활동보다 두배의 강도로 일하게 된다.

치료 —— 고혈압은 약으로 조절할 수 있다. 담당의가 당신에게 맞는 약을 찾을 때까지 여러 가지 다른 약을 처방할 것이다. 매일 약을 복용하는 것은 당신 몫이다.

운동은 *스트레스로 시달린 몸과 영혼에 도움이 된다.* 믿든지 안 믿든지 수면이 아닌 운동은 권태감을 씻어낸다. 자세 변화 운동을 하라. 스트레칭 하라. 가능하다면 휠체어를 위쪽과 바깥으로 밀면서 상지 운동을 하라. 필요하다면 근육을 스트레칭하고 마사지사의 도움을 받아라.

무엇보다 매일 몸에 스트레스가 쌓이기 때문에 잠을 자야 한다. 피로는 몸에게 "낮잠을 자라"고 말하는지도 모를 일이다.

추가 힌트 —— 심사숙고 끝에 내린 결론으로 비타민과 미네랄 보충제는 최종 증거로 내세우지 않았더라도 감염과 싸우는 신체에 도움을 주고 튼튼하고 건강하게 유지한다. 뉴잉글랜드 의학 저널에서 발간된 간호사 수천 명을 대상으로 장기간 연구한 자료에서 신체에서 분비된 물질인 히스타민 양을 줄이기 위해 섭취한 엽산 400mcg와 비타민B6 75mg이 심장병 위험을 상당히 낮추었다. 매일 비타민E를 400IU(국제 단위)를 섭취하면 심장병 위험을 줄이는 데 도움이 된다.

비타민C와 비타민E 같은 항산화제는 염증을 일으키고 세포를 빨리 늙고 약하게 만드는 급진적인 분자를 "순식간에 먹어치운다".

비타민이나 미네랄을 반드시 "알약으로 먹어야"되는 것은 아니다. 척수손상이든 아니든 영양은 건강에 대단히 중요하다. 균형 잡힌 음식과 저포화지방과 저염식과 높은 섬유질과 신선한 과일과 야채를 섭취하라. 필요한 비타민과 미네랄을 섭취하면 자신감도 생긴다. 척수손상된 모든 이는 영양사 상담을 받는 것이 좋다.

척수손상에서 최악질 범죄자 1번: 자율신경반사이상

자율신경반사이상autonomic dysreflexia, AD은 척수손상된 이들에게 나타나는 독특한 증상이다. 자율신경반사이상은 고혈압과 다양한 증상을 일으키는 이러한 증상을 인지해야 한다.

- 머리가 지끈거림
- 오한
- 다량의 발한
- 붉어짐
- 코가 막히고 충혈됨
- 흐릿한 시야

자율신경반사이상은 T6 위로 손상된 척수손상된 이들에게 특히 만연하다(T10 아래 손상된 사람에게 나타나는 경우도 있다). 여러 연구에서 팔다리마비환자의 85% 가까이 자율신경반사이상 경험이 있다고 보고되었다.

✛ 애쉬워쓰 척도 Ashworth scale

당신의 강직이 얼마나 심각한가? 더 나빠지는가? 의료진이 당신의 상태를 애쉬워쓰 척도로 진단할 수 있다.

    0 긴장도가 올라가지 않는다. 강직이 없다.

    1 긴장도가 증가한다. 사지를 벌리거나 웅크릴 때 관절을 "잡는다"

    2 긴장도가 더 증가한다. 하지만 움직이기 쉽다.

    3 강직이 엄청나다. 어떤 움직임도 어렵다.

    4 관련 부위가 강직 상태로 움직이지 못하고 뻗쳐있거나 웅크린다.

깊이 이해하기 —— 자율신경반사이상은 신체에 발생하는 통증을 다룰 때 나타난다. 손상되기 전에 날카롭고 갑작스러운 통증이 혈압을 높게 만든다. 동시에 신경이 척수를 통해서 뇌로 메시지를 전달할 것이다. "아얏! 엉덩방아 찧었네!" "앗, 뜨거워!"뇌는 차례차례 척수 아래로 두 개의 메시지를 보낸다. 당신도 알듯이 다쳤다는 사실과 가스렌지에서 손가락을 빼는 게 더 낫다는 메시지를 보낸다. 신경은 인지한 것보다 더 본능적으로 자동 메시지를 받는다. 이 메시지는 혈관을 확장하라고 지시한다. 혈압이 자동으로 내려가서 정상으로 되돌아간다.

그러나 척수손상 이후 신체 메시지 전달 시스템은 균형을 잃었다. 분명히 엉덩방아를 찧고 뜨거운 가스레인지를 만졌는데도 통증을 못 느낀다. 뇌는 "아얏"이라고 접수할 수 없다. 더 나아가 충격을 받으면 혈압이 올라가지만 뇌는 혈관을 확장하라는 메시지를 척수에 보내지 못한다. 이 메시지를 "다루는" 신경이 막혔다. 결과는 어떻게 되는가? 혈압이 위험한 상태로 높게 유지된다.

치료 —— 상체를 일으켜서 앉는 자세가 가장 중요하다. 그리고 멈추고 보고 듣는다. 다소 심각한 "현장 조사"는 더 악화되어 자율신경반사이상 공격을 막는 것이 중요하다. 항상 카테터가 꼬이지 않도록 주의하라. 방광이 차지 않았는지 확인하라. 변비나 매복으로 직장이 막혀서 자율신경반사이상 공격이 있지 않을지 점검하라. 자율신경반사이상을 촉발하는 자극과 염증이 나타나지 않는지 피부와 신체를 점검하라. 방광과 장을 점검하기 전, 후에 손 씻기를 잊지 말아라! 염증 예방에 큰 효과가 있다.

특별히 머리가 지끈거리는 자율신경반사이상의 증상이 있다면 즉시 응급실을 찾아라. 일단 응급실에 가면 주치의가 편두통을 처방하여 집으로 졸려 보내지 않고 응급실이 자율신경반사이상의 증상과 위험을 아는지 확인하라. 당신에게 필요한 처방을 받는 편리한 방법은 무엇인가? 지갑에 자율신경반사이상의 증상이 적힌 카드를 휴대하라. 국립척수손상협회^{National Spinal Cord Injury} ^{Association}에서 나오는 지갑 크기의 코팅 카드를 받을 수 있다(주소와 전화번호가 부록C에 나와 있다)

만약 자율신경반사이상 증상이 갑자기 나타난다면 눕고 싶다. 하지만 누우면 안 된다! 기억하라. 상체를 일으켜 앉으면 심각한 증상을 완화할 수 있다. 만약 눕고 싶다면 침대에서 머리를 올려라.

추가 힌트 —— 손톱을 잘 손질하라. 발톱도 손질이 필요하다. 빨간 매니큐어를 칠할 필요는 없다. 그러나 발톱을 다듬고 직선으로 깎아라. 믿든지 말든지 살로 파고드는 내인성 발톱^{ingrown toenail}은 통증과 감염을 일으켜 자율신경반사이상이 발생될 수 있다.

또 다른 흔한 합병증: 강직

40년 전 강직은 절대 척수손상과 같은 문장에서 사용하지 못했다. 뇌성마비나 뇌졸중에 나타나는 증상이었다. 중요한 문제는 근육이 너무 조여 있는 것이 아니라 마비되었다는 점이다.

그러나 오늘날 점점 늘어나는 척수손상 생존자들과 점점 더 많아지는 연구들로 강직이 매우 현실적인 문제라는 것을 알게 되었다. 피로, 상지통증, 요로감염과 마찬가지로 강직은 척수손상에서 아주 흔한 합병증이다.

깊이 이해하기 —— 척주를 따라 이어지는 조용한 신경은 움직이지 않는 팔다리와 기능부전인 방광으로 전달되지 않는다. 때때로 연결이 끊어진 신경은 역효과를 나타낸다. 근육이 운동을 많이 한다. 근수축 시에 반사 활동으로 나타나는 자동 반응으로 움직임이 나타난다. 팔꿈치를 굽히고 손을 펴며 핀 다리를 굽히고 발끝 세우다가 구부리는 메시지를 신경이 뇌에서 받지 못한다면 반사 작용이 남게 된다. 근육은 단단하고 수축된 채로 남는다. 만약 근육이 단단하고 일직선 형태를 유지한다면, 당신은 폄근 연축^{extensor spasm}이다. 만약 근육이 구부러지거나 웅크리게 된다면, 굽힘근 연축^{flexor spasm}이다.

강직으로 팔, 어깨, 목 같은 근육과 관절 주변 조직이 너무나 단단해서 과거에 사용했었지만 현재는 사용할 수 없는 상태인 구축을 초래한다.

원인은 척수신경의 기능부전^{malfunction}이지만, 강직은 다양한 상황에서 촉발된다.

- *욕창으로 피부가 민감한 경우*
- *방광이 가득차서 근육이 늘어나는 경우*
- *배변이 가득차고 변비가 된 경우*
- *척수손상 후 마비*. 이완성 근육은 마비된 후 몇 주 간 강직 기간을 거친다.
- 의사는 사실 강직을 좋게 여긴다. 이완되었던 근육에 근 긴장도를 주기 때문이다. 시간이 지나면 강직이 사라진다.

치료 —— 골다공증 약물이 통증과 강직으로 인한 불편함을 줄일 수 있지만, 항상 즉각으로 사용되지 않는다. 때때로 강직은 스스로 사라질 것이다. 때때로 영원하다. 강직이 되면 근 긴장도를 유지하며, 뼈를 튼튼히 하고, 느끼지 못하던 부분에 통증을 느껴서 경고하고, 성에 대해 반응하며, 심지어 보조기를 착용하고 보행 연습을 돕기도 한다.

그러나 살면서 어두운 부분이 있듯이 강직도 불리한 면이 있어서 "골칫거리"가 되기도 한다. 경련이 지속되면 피부 과민과 욕창을 만든다. 강직은 차를 타거나 수면을 취하거나 방광과 장 관리를 하는 정상적인 일상생활을 방해한다.

만약 강직이 삶을 연장하거나 방해한다면 절망하지 마라. 경련을 치료하는 많은 방법이 있고 재활팀은 강직을 알고 있어야 한다. 다음 사항을 포함한다.

✚ 척수손상에 관한 미신 6번: 척수손상된 이들은 오래 살지 못하고 잘 살지 못한다.

당신이 새로운 삶을 싫어하는 순간이나 다시 일어날 수 있는 무언가를 주는 척 하지 않을 것이다. 그러나 희망이 없는 것은 아니다. 40년 전에는 척수손상된 이들이 희망을 꿈꿀 수 없었다. 사실 2차 세계 대전 때 척수손상된 이들은 요로감염, 신부전, 욕창, 호흡기 합병증으로 몇 주 내에 사망했다.

오늘날 사전에 진단 도구와 최신 의학과 전문 재활팀으로 척수손상된 이들이 불편 없이 생존을 기대할 수 있게 되었다.

장기간 독립된 삶을 예측할 수 있는 변수는 무엇인가? 바로 좋은 재활 병원을 찾는 일이다. 더욱 더 좋은 병원으로 가야 하는 이유는 의미 있는 삶으로 돌아가고자 하는 이들에게 우수한 결과를 주기 때문이다.

- *항경련제*: 경구용 약으로 단단한 근육을 풀어준다. 불행히도 피로와 현기증이 나는 부작용이 있다. 문제를 최소화하면서 잘 작용할 때 까지 담당의가 두 세 가지 다른 약을 처방한다. 바크로펜^{baclofen}, 지타니딘^{zitanidine}, 디아제팜^{diazepam} 등이 있다.
- *관절 운동과 스트레칭*: 매일 운동하면 근육을 유지하고 구축을 방지한다. 이러한 "구식 치료법"은 약물 치료나 "최신 기술"을 통합한 것보다 중요하다(구체적인 운동은 4장 이동성을 참고하라).
- *기립 프로그램 또는 멋진 기립*: 기립 자세에서 체중 지지와 반복적인 움직임은 엉덩이와 무릎과 발목을 강화하며 근육을 늘리고 강직을 줄인다. 또 다른 이점은 골다공증의 위험을 줄여준다.
- *보조기와 덧대기^{padding}*: "물리치료 관련 도구"를 사용하여 관절이 안이나 밖으로 구부러지는 것을 막고 근육을 일직선으로 뻗도록 도와준다.
- *경막내 투여 바크로펜$^{Intrathecal baclofen, ITB}$*: 만약 경련이 강렬하다면 경구용 약이나 운동보다 경막내 투여 바크로펜으로 치료할 수 있다. 피부 아래 티타늄 펌프$^{titanium pump}$를 이식하여 바크로펜 용액을 척수로 조절된 비율만큼 확산시킨다. 그 결과 통증이나 경련을 엄청나게 줄일 수 있다.
- *보툴리눔 독소$^{Botulinum toxin}$*: 믿든 말든 경련이 나타나는 지점에 주사를 놓

는 항경련제^{antispasmodic}는 치명적인 식중독에서 유래한 보툴리눔^{botulism}이다. 이 물질은 구축된 넓적다리를 부드럽게 펼 수 있지만 특정 근육에 제한된 횟수를 주입한다. 보톡스라는 이름으로 판매 되었으며 거의 무해하여 주름을 펴는 데 사용되었다.

- 수술: 필요하다면 신경외과의는 척수 수술을 통해 반사성 경련을 유발하는 자극을 줄인다.

추가 힌트 —— 진정시킬 뿐만 아니라 이완하는 방법을 배우면서 경련을 줄이는 것을 성공할 수 있다. 만약 긴장이 덜 된다면 근육은 물론 몸 전체가 이완된다. 이완하는 다른 방법은 무엇인가? 시각적 심상 요법^{visual imagery}, 심호흡, 명상이 있다.

흔한 합병증: 칼슘 불균형으로 생기는 딴곳뼈되기 (이소골화), 신장결석, 골다공증

"우유를 마셔라" "브로콜리를 먹어라" "나이와 성별에 상관없이 하루 1000mg의 칼슘을 섭취하라" 칼슘이 나쁜 것이라고 전혀 생각하지 않는다. 오히려 식사에 칼슘이 너무 적다고 생각하지 너무 많다고 생각하지 않는다.

일반 상식을 통해 몸에 소량의 칼슘이 흡수되어 골다공증^{osteoporosis} 같은 합병증을 유발할 수 있다. 그러나 너무 많은 칼슘은 신장결석^{kidney stone}, 호르몬 불균형, 딴곳뼈되기를 형성하는 사실은 잘 알려지지 않았다.

다른 말로 척수손상은 다양한 합병증으로 신체에 칼슘 불균형을 나타난다. 그러나 좋은 소식이 있다. 이러한 합병증은 지식을 가지고 돌보며 지식을 통해 관리할 수 있다.

깊이 이해하기 —— 척수손상 후에 더 이상 이전에 해왔던 방법으로 신체를 사용할 수 없다. 아마 걷지 못할 수도 있다. 손을 움직여라. 당신 걸음이 더 느려졌다. 손상 결과가 무엇이든 간에 줄어든 활동은 근육을 약하게 만들고 차례로 쇠약하고 부서지기 쉬운 뼈나 골다공증이 될 수 있다. 척수손상 생존자 중에서 골다공증이 진행된 숫자가 적지만, 척수손상 생존자가 건강하고 수명이 늘어나면서 골다공증 숫자도 상당히 늘 수 있다. 강직성 근 마비보다 이완성 근 마비가 더 많다. 골다공증을 막을 최고의 방법은 무엇인가? 골절을 일으킬 낙상이나 사고를 조심하라. 이동성에 대한 모든 것을 배워서 최소한으로 골절을 피하고(8장 참조) 당신도 알다시피 행동하기 전에 생각하라!

그러나 척수손상 후 당신 신체는 반대 방향으로 반응할 수 있다. 너무나 많은 칼슘이 몸속에서 둥둥 떠 다닐 수 있다. 혈액 순환이 줄어들어서 혈류가 줄고 근육과 뼈조직이 약해져 손상되면 특이한 단어인 *딴곳뼈되기*가 되기도 한다. 척수손상 생존자의 53%까지 손상 후 3개월 내에 딴곳뼈되기가 생겼다는 연구가 있다. 딴곳뼈되기는 근육 사이에 뼈 덩어리가 새롭게 자라는 것을 말한다. 딴곳뼈되기가 활발하게 자라는 것이 2년에서 3년 반까지 오래 지속되지는 않지만, 관절 내 어떤 움직임이든지 제한할 수 있다. 무릎, 팔꿈치, 넓적다리, 엉덩이에서 붓고 붉으며 통증이 있다. 반대측 구축이나 근단축으로 발전되어, 독립성과 이동성을 제한한다.

척수손상으로 인해 신체가 몸이 충분히 칼슘을 흡수하지 못할 수도 있다. 혈류에 떠다니는 과도한 칼슘이 결국 신장으로 가서 통증을 일으키는 *신장결석*을 만들 수도 있다.

치료 —— 골다공증을 피하기 위해 운동을 생각해라(이동성에 관한 특정 운동은 4장을 참고하라). 스트레칭과 관절 운동을 해라. 탈지 우유, 브로콜리, 칼슘이 든 주스, 유제품 같은 칼슘이 충분한 음식과 음료를 마셔라. 칼슘과 마그네슘 보충제를 섭취해도 좋다. 마그네슘은 칼슘이 잘 흡수되도록 돕는다. 동네 약국을 가면 당신은 다양한 종류의 보충제를 고를 수 있다.

만약 딴곳뼈되기라면, 가장 먼저 골육종, 감염, 깊은정맥혈전증 deep vein thrombosis 같이 더 심각한 질병이 아닌지 검사를 해본다.

- *알카리성 인산염분해효소 검사* alkaline phosphatase level testing : 만약 뼈가 자란다면 이 물질의 양이 비정상적으로 높을 것이다.

- *X-rays*: 맞다. 만약 뼈가 자란다면 x-ray로 간단하게 진단할 수 있다.
- 뼈스캔*Bone scane*: 뼈를 좀 더 자세히 볼 수 있다. 딴곳뼈되기의 초기 증상을 발견할 수 있다.

디드로넬*Didronel*은 비정상으로 자라는 뼈의 발육을 저지한다.

동물성 단백질과 설탕을 덜 섭취하여 요로결석을 방지할 수 있는데, 이 두 성분은 소변을 알칼리화하며 석회화를 잘 만든다. 과일과 야채를 먹어라. 신장으로 역류하는 침전물 가득한 소변과 방광으로 추가 부담을 방지하기 위해 방광 관리를 지켜라.(방광 프로그램은 척수손상의 흔한 합병증인 요로감염을 예방할 수 있다. 5장 방광과 장 관리를 참조하라)

추가 힌트 —— 딴곳뼈되기는 질병 치료보다 예방이 더 쉽다. 관절 운동을 할때 항상 부드럽고 정확하게 하라. 균형 잡힌 식사와 야채와 과일을 풍부하게 섭취하라. 술과 카페인은 "칼슘 거머리"이므로 피하라. 재활팀에서 가르쳤던 자세 변경, 돌림*turning*, 움직임을 하여 욕창을 방지하라. 욕창이 생기면 딴곳뼈되기를 촉진할 수 있다.

생명을 위협하는 합병증: 깊은정맥혈전증

혈액은 배고픈 세포에게 "음식"이나 산소를 공급하기 위해 동맥을 통해 부드럽고 효과적으로 혈액을 돌게 한다. 폐기물이 정맥을 통해 항상 여과하는 간과 신장으로 이동된다. 모든 혈관을 통해 혈액이 오고 가는 "잘 흐를 수 있는" 환경을 깨끗이 유지한다. 척수손상의 다양한 특징으로 혈액이 몸 구석구석을 활발하게 순환하지 않아서 깊은 정맥혈전증 같은 위험한 증상을 만들 수도 있다.

깊이 이해하기 —— 사실이다. 만약 혈액이 신체를 돌 때 효과적으로 퍼 올리지 않는다면 혈액 덩어리가 생길 수 있다. 이러한 상황은 뇌졸중, 고혈압, 척수손상에서 나타난다. 만약 다리 감각을 상실했다면 이전에 했던 방법으로 근육이 움직이지 않을 것이다. 다리 위나 아래나 주변으로 혈액 공급하기 힘들수 있다. 그 결과 혈액이 응고된다. 혈액이 다리에서 정맥에 머무른다면 혈전이 된다. 혈전은 색전으로 바뀌기 쉬워서 위험한 상황이 된다. 색전은 정맥 벽을 깨고 이리저리 다니다가 폐까지 간다. 이렇게 응고된 덩어리가 폐에 들어가면 폐색전$^{pulmonary\ embolus}$이 되며 거의 3.8%의 척수손상 생존자에서 발견된다.

만약 응고된 덩어리가 돌아다니면 위험하기 때문에 의학 도움을 빠르게 받아야 한다. 이 현상의 경고 신호는 다음과 같다.

- 다리 중 장딴지가 갑자기 뜨겁다.
- 다리 중 장딴지가 붓고 붉다.
- 만약 감각이 있다면 정맥 때문에 다리가 민감하다.
- 발목을 스트레칭 할 때 장딴지 통증이 있다.
- 갑자기 빨라진 심장 박동수
- 갑자기 치솟는 열
- 숨참
- 가슴 조임
- 갑자기 맹렬한 기침

치료 —— 빈번하게 반복하면 안된다. 만약 깊은정맥혈전증이 의심되고 특히 숨차면서 가슴이 조이면 즉시 의사를 불러라. 의사가 응고된 피덩이를 부수고 형성을 막는 항응고제^{anticoagulant}를 처방해줄 것이다. 치료하는 동안 침상에서 며칠 있어야 한다. 관절 운동을 피하고 위험이 줄어들 때까지 기다려라.

추가 힌트 —— 깊은정맥혈전증은 딴곳뼈되기와 닮았다. 의사가 딴곳뼈되기 검사를 통해 제외해도 되는지 확인한다.

돌고래도 가진 합병증: 호흡 문제

돌고래는 자동으로 호흡하지 않는다. 그들은 호흡을 기억하기 위해 태어난 순간 배운다. 심지어 잘 때도 뇌는 깨어 있어서 숨 쉬는 것을 되내인다.

인류는 사치스럽게도 자동 호흡 automatic breathing 을 한다. 호흡계 respiratory system 에서 호흡이 있는지 없는지 생각할 필요가 없다. 그러나 척수손상 상위 레벨은 자동 호흡을 방해하기도 한다.

깊이 이해하기 —— C5 상위 척수손상은 최소한 주요 호흡근인 가로막이 즉시 마비될 수 있다. 숨 쉬는 데 인공호흡기가 필요하다(호흡기에 관한 정보는 다음 장 기타 문제를 참고하라).

T1 위에 척수손상은 갈비 사이 intercostals 근육을 방해한다. 이 근육은 갈비뼈 사이에 위치하여 심호흡과 기침을 돕는다.

T12 위로 손상되면 복근이 약해서 감기 걸렸을 때 기침이나 목구멍을 깨끗하게 하는 능력을 떨어뜨린다.

척수손상은 폐렴 같은 염증에 취약하다. 호흡기계 합병증은 다음과 같다.
- 숨참
- 빠르게 호흡 시작함
- 갑자기 지끈거리는 두통
- 매우 피곤함
- 열
- 코나 가슴 울혈

치료 —— 가장 좋은 방책은 예방이다. 금연도 좋은 방법 중 하나이다. 만약 인공호흡기가 필요하다면 부지런히 호흡치료사의 지시를 따르라. 근력강

"강한 희망은 알게 된 즐거움보다 훨씬 더 큰 자극이 된다."
– 독일 철학자, 프리드리히 니체 Friedrich Nietzsche

화를 위해 호흡 운동을 하고 폐에 더 많은 공기를 들이마시며 폐를 깨끗하게 하라.

만약 감기 걸렸다면 더 악화되지 않게 하라. 의사와 상담하여 처방된 약을 먹어라. 하루 몇 번씩 호흡 운동을 하라. 호흡치료사에게 지시받은 사각형 기침 운동quad coughing exercises을 하라. 가족이나 간병인이 복부를 누르는 동안 기침하라. 몇 번 반복하라. 뜨거운 물로 샤워하면 가슴과 목에 있던 가래가 누그러진다.

추가 힌트 —— 쉬운 호흡 운동을 시도하라. 할 수 있는 한 깊게 들이마시고, 셋을 세면서 참았다가 내쉰다. 열 번 반복한다. 폐를 깨끗하게 유지하며 근육을 강화시킬 것이다. 또한 "물이 든 병에 빨대로 부는" 방법을 사용할 수 있다. 공기 중에 떠다니는 작은 방울처럼 빨대를 불어라. 당신이 호흡할 때, 호흡이 공기로 얼마나 바뀌는지 직접 볼 수 있다. 또한 하루하루 호흡이 얼마나 강해졌는지 눈으로 판단할 수 있다.

만약 손상 결과로 복근이 약해졌다면 복대abdominal binder를 착용하라. 복부를 잡아서 "근력"을 보조한다. 갈비뼈를 제자리에 잡고 호흡을 향상하며 더 효과적으로 기침할 수 있다. 주의할 점은 복대가 모든 이에게 맞는 것이 아니라는 점이다. 그 이유는 복대 때문에 피부 문제를 일으키고 결국 일상생활에서 더 많은 보조가 필요할 수도 있기 때문이다.

척수손상 생존자와 정상인에게 일어날 흔한 문제: 담석

부족한 음식은 소화관을 정체시킨다. 불행히도 척수손상 생존자들은 정상인보다 더 훈련하여 튼튼하고 건강한 위장계를 만들어야 한다. 이전에 섭취했던 다량의 지방이 함유된 음식을 "자기 마음대로 "먹을 수 없다는 뜻이다.

깊이 이해하기 —— 요로결석처럼 담석은 작은 결정체이다. 담석은 칼슘과 달리 콜레스테롤로 이루어진다. 힘들게 일하는 간이 담즙과 작은 담낭에 저장하는 콜레스테롤을 만든다. 담즙은 음식을 분해해서 소화를 돕는다. 콜레스테롤은 섭취하는 것이 아니라 당신이 먹는 음식에서 만들어진다. 지방든 음식을 먹으면 불균형이 일어나서 간에서 과량의 콜레스테롤과 소량의 담즙을 만든다. 그 결과 콜레스테롤의 작은 침전물이 담낭에 저장된다.

담석이 있다고 알지 못한 채 평생 살며 사실 많은 이들이 그렇다. 그러나 때때로 작은 담석이 담낭과 소장이 연결된 관에 유입되어 경련과 메스꺼움을 일으킨다. 특히 이러한 현상이 척수손상된 이들의 심신을 약화시킨다. 척수손상된 이들에게 담낭과 관련된 질병이 정상인보다 세 배나 더 발견된다.

치료 —— 늘 그렇듯이 담석에 대한 가장 좋은 치료는 예방이다. 당신이 먹는 지방의 양을 제한하라. 버터나 코코넛 오일 같은 포화 지방과 마블링된 스테이크와 소시지와 돼지고기가 포함된 동물성 단백질과 크림과 버터가 잔뜩 든 간식을 조심하라. 지방을 덜 섭취할수록 간에서 만드는 콜레스테롤이 적어진다. 만약 급성 통증이 나타난다면 담석을 제거하는 수술을 받을 것이다.

추가 힌트 —— 아주 적은 지방이 담석을 만들 수 있다. 간이 일을 덜하면 그 결과 담즙이 덜 생기는데, 콜레스테롤을 깨는 담즙이 덜 만들어진다는 뜻이다. 또 한번 담낭에 저장된 콜레스테롤 양이 과도하게 된다. 가장 좋은 해결책은 매일 지방을 섭취하되 카놀라 오일이나 올리브 오일이나 홍화씨 오일 같은 불포화성 지방인지 확인해라. 햄버거 대신에 어류를 섭취해라. 어류는 건강한 피부와 빛나는 머릿결을 만드는 "좋은" 지방과 "건강한 심장"을 만든다. 일주일에 다섯 번 어류를 섭취하면 심장병 위험이 상당히 줄어든다는 연구가 있다.

복잡한 이름이 있는 합병증. 척수물구멍증(척수공동증)

척수물구멍증^{syringomyelia}은 태어날 때부터 존재하며 척수손상으로 발생하기도 한다. 완전 손상이든 불완전 손상이든 척수물구멍증이 나타날 수 있다.

깊이 이해하기 —— 기본적으로 척수물구멍증은 척수에서 형성된 척수액으로 가득 찬 낭종이다. 낭종이 가득 차면 척수신경을 압박하여 손상되며 신체에 막대한 손해를 끼친다. 경련성이 되며 이전에 있던 감각이 소실된다. 통증이 더하며 자율신경반사이상으로 큰 위험이 생길 수 있다. 만약 낭종이 손상된 레벨 위에 있다면, 척수손상이 더 악화된다. T10에 발생했던 손상이 갑자기 T5에서 증상이 나타난다. 최악의 상황으로 척수물구멍증이 뇌간으로 옮겨갈 수 있다.

치료 —— 초기 진단은 더 큰 신경학적 손상을 예방하는 데 중요하다. 만약 척수에 어떤 낭종이 있다면 MRI는 깨끗하고 통증 없이 낭종을 보여준다. 만약 낭종이 발견된다면 수술로 치료할 수 있다. 낭종에 튜브를 삽입하여 척수액을 빼낸다.

추가 힌트 —— 만약 이전에는 정상으로 활동했지만 현재 기능부전이라면 기다리지 마라. 만약 악화되는 증상을 느낀다면 도움을 요청해라! 당신이 너무 오래 방치하면 수술하더라도 신경학적 손상이 영원히 이어질 수 있다. 신경학적 기능이 경미하게 변화된다면 MRI 진단이 가장 좋다. 손에 뜨겁고 차가움을 느낄 수 있나? 혈압이 오르는가? 더욱 더 근 경련이 일어나는가? 만약 근 경련이 사그라든다면 상담을 기다리지 말라. 의사에게 전화해라. 좋은 의사는 당신이 한 행동을 좋아할 것이다.

척수손상을 구성하는 특별한 영역을 대부분 거쳐왔다. 그러나 우리에게 아직 가지 않은 한 곳이 남아있다.

09
심리적 영역

> "처음 사고를 당했을 때, 내가 누구였는지 고민을 했다.
> 이제는 내가 다음에 무엇을 해야 하는지에 대한 고민을 한다."
>
> – 썰매 사고로 T4-5 손상된 18세 운동 선수

마크는 헬스사우스병원에 왔을 때 지역 병원의 응급실로 막 이동했다. 동창회는 대학에서 큰 행사였고 최근 들어온 새로운 신입생인 마크는 놀 준비가 되었다. 운전면허증이 있던 마크는 청량 음료와 주스만 고집했다. 후에 그와 친구들이 마을 도로를 따라 웃고 각자 소리 지르면서 운전했고 음악을 크게 틀었다. 그들은 일방통행 표지판을 보지 못하고 길을 잘못 들어섰다. 반대방향으로 오는 차량과 정면 충돌했고 모순되게도 마크는 정신이 멀쩡했다. 상대방이 만취 상태로 운전했다. 마크는 발목 염좌에 갈비뼈 몇 대가 부러지고 T11 골절과 척수손상을 당했다. 그날 밤 친구를 제외한 마크 혼자만 다쳤다.

염좌와 멍이 잘 아물었다. 마크는 급성장하는 쿼터백 운동 선수로 한창 잘 나갔다. 그러나 마음은 잘 낫지 않았다. 마크는 당연히 우울했고 화를 냈으며 혼란스러웠다.

그러나 재활 치료팀이 함께 하더라도 마크는 바른 동기 부여를 가져야 했다. 그는 긍정적인 태도였다. 전체 재활팀은 이전의 행복하고 다정하며 기꺼이 돕던 마크로 되돌아가도록 도와줬다.

치료사 한명이 마크에게 여행을 제안하고, 새로운 마음으로 생각을 적고,

그에게 일어난 사건을 받아들이도록 도와주었다. 마크는 머뭇거리다가 천천히 이 일을 시작했다. 곧 그는 이야기를 쏟아냈다.

"토요일이네요. 대학에 돌아간다면 연습하고 싶어요. 그러나 저는 못하네요. 입원실 창문 곁에 앉아있어요. 잔디 구장을 찾아보고 있어요. 평평하고 초록색이에요. 내가 느끼는 것은 평평하네요. 저는 휠체어에 내려서 창문에서 뛰어내리고 싶어요. 평평한 초록 잔디 구장에 벌떡 일어나서 뛰고 싶어요. 뛰어내려서 숨이 턱까지 차오를 때까지 엄청 빠르게 달리고 싶어요. 움직이고 싶어요. 다리가 아프고 피곤한 것을 느끼고 싶어요. 저는 다시 제가 되고 싶어요. 그게 다에요. 저는 단지 달리고 싶어요. 할 수만 있다면 그렇다면 뛰고 싶어요."

마크는 힘든 상황이었다. 그는 손상과 통증을 겪을 수 밖에 없었다.

그리고 틀림없이 통증이 있었다. 의료진은 당신에게 모든 과정 속에서 당신이 점점 더 얼마나 좋아지는지와 새로운 세계가 당신을 기다린다는 "헛소리"를 지껄이며 사탕발림을 할 수도 있다. 하지만 한 귀로 듣고 한 귀로 흘릴 뿐이다. 마크처럼 당신도 뛰고 싶지만 할 수 없다. 그 뿐이다.

그러나 세 달이 못 되어 마크는 나아지기 시작했다. 그는 자신에게 존재하는 가능성을 보기 시작했다. 과거 그에게 중요했던 것과 지금 중요한 것을 재점검하기 시작했다. 새로운 친구를 사귀고, 객관적인 관점에서 주변 세계를 비추어 보아 이해되지 않던 자신을 찾았다. 마크가 성장하기 시작했다.

기적이 아니었다. 하룻밤에 일어나지 않았다. 하지만 마크에게 이러한 일이 일어났고 당신에게도 일어날 수 있다. 척수손상에 대해 당신이 어떻게 느꼈을지 몰라도 말이다.

모든 것 중에서 가장 잔인한 불행

당신은 당신이 같은 사람이라고 알고 있다. 당신은 여전히 햄버거와 피자를 좋아한다고 알고 있다. 여전히 잔고를 맞추며 컴퓨터 작업을 하고 농담을 듣고 웃을 수 있다. 척수만 다쳤을 뿐이지 뇌는 다치지 않았기 때문이다.

그러나 가혹한 모순이었다. 당신의 본질이 포함된 이전과 같은 수준의 지성과 같은 의식이 매일 매분 당신이 걷거나 팔을 움직일 수 없으며 심지어 스스로 숨도 쉬지 못한다는 사실을 되내인다.

상황이 더욱 악화되어 당신 주변에 있는 가족, 애인, 대학 동료, 잘 알지 못하는 사람들이 당신을 동일하게 보지 않는 것 같다. 당신을 똑같이 생각하지도 않는 것 같다. 그들은 휠체어 곁을 지나가지 못하는 것 같다. 정신적으로 손상되었다는 듯이 당신을 대하며 더 크게 말할 것이다. 오히려 세심하게 배려한다고 당신을 어린아이 다루듯 도와주려고 할지 모른다. 그들은 선의로 대하지만 동정심이 빛날 뿐이다.

정리하자면 당신이나 사랑하는 누군가 척수손상을 당했다면, 가장 좌절하고 잔인하다고 느끼는 부분이 당신의 인격이 여전히 그대로라는 점이다. 날아가듯이 자유로운 독립을 느끼지만 결코 돌아갈 수 없다.

당신은 여전히 같지만 같지 않다.

다음 상황을 상상해봐라. 갑자기 장을 움직이지 않고 방광 관리를 할 수 없다. 걸을 수 없고 스스로 옷 입을 수 없다. "과거에는" 몇 분이면 할 수 있었는데 지금은 할 수 없다. 이전과 같은 방식으로 성관계를 즐길 수도 없다.

상황이 악화되어 당신은 이전에 취직했던 직장 생활을 할 수 없을지 모른다. 돈이 빠듯하고 이미 스트레스가 가득한 상태에서 재정문제가 더해졌다. 통증을 완화하려고 술을 마시기 시작한다. 스스로 약물을 복용하고 이어서 염증과 신체에 합병증이 생긴다. 통증이 더 많아진다. 혼란스럽다. 술을 더 마시고 더 많은 약을 복용하기 시작했다.

아마 감정이 더 나아질지 모른다. 낯선 이들이나 가족에게 분노로 몰아세우면서 자주 통제력을 잃어버린다. 감정에 기댄만큼 신체를 믿고 결핍된 관계로써 집착하게 된다.

좌절감을 느낀다. 자존감이 낮아진다. 깊은 우울증에 빠지기 시작한다.

멈춰라!

그 길로 가서는 안 된다.

심리 적응 평가지

다음 질문에 대해 진심을 다해 대답하세요. 질문을 통해 짓누르고 상실된 감정을 멈추고 오로지 당신에게 집중해 보세요. 재활팀에게 보여주세요. 믿을만한 사람과 의논하세요.

내가 겪은 상황과 모든 합병증에 대해 처음 배웠을 때, 내가 느낀 것은
_____

내가 극복했던 것은 _____

나의 최대 강점은 _____

사람들이 나에게 도와준 것은 _____

나에게 가장 어려웠던 부분은 (과거, 현재, 미래) _____

자랑스러운 나의 재능은 _____

활동 중 변화된 것은 _____

스스로 나에 대한 태도가 변한 부분은 _____

　　　　보통 내 삶에서는 _____

　　　　신체에서는 _____

척수손상에 대한 두려움은 _____

사회/성/여가 활동/고용/관계에 대한 내 생각과 느낌은 _____

오늘 내가 가진 것과 척수손상 전에 가졌던 것 _____

완다 트로자노스키, 뉴욕주에 있는 로체스터대학의 스트롱 기념병원 재활병동,
척수손상 설명서, 1986, 수정 1994

"저는 백화점에 전화해서 물건 주문을 못하겠어요."

새로 입원한 척수손상 환자가 의료진에게 말했다. "백화점에 전화해서 겨울용 코트와 척수손상을 주문하는 것은 달라요." 당신은 원치 않았다. 카탈로그를 보고 택배로 물건을 주문하는 것과 전혀 다르다. 현재 척수손상을 입었다는 점이다.

곤경에 봉착했다는 사실을 인식했다. 그러나 고통을 경감하기 위해서 그리고 재활 치료에 대해 마음을 열고, 세상으로 돌아가려면 현실을 직면해야 한다.

불행히도 술 취하지 않는 상태에서 하나하나 인식하는 것은 어렵지만, 중요한 사실이 있다.

> 도움의 손길을 준비하고 기꺼이 빌려주려는 많은 이들이 있지만 막상 일이 닥치면 당신이 선택해야 한다. 추진력을 가져야 한다. 인내심과 결단과 당신을 도울 희망을 찾아야 한다.

가혹하고 어렵다. 그러나 책을 찢거나 던지기 전에 현실을 수용하는 자세가 정신 건강과 심리적 적응^{psychological adjustment}으로 가는 첫 단계임을 기억하라.

선택하기: 두 번째 단계

응급실을 지나 병명을 진단받고 재활 프로그램을 자세히 듣고 현실을 인정했다면 두 가지 선택이 남아있다.

선택 1: 희생양 되기
"불쌍한 나, 나는 슬픔 자체에요. 나보다 더 심한 사람은 없어요."

분명히 좋은 재활 센터가 당신을 선택하는 것이 아니라 무의식중에 계속해서 당신이 선택하게 된다.

가능한 결과는?

알코올 중독과 약물 중독—— 장애인 가운데 700만 명이 알코올 중독과 약물 중독을 겪는다고 조사되었다. 발티모어 척수 치료 센터에서는 사고 후 환자 중 65%가 6개월 이내에 약물 과다 문제를 지녔다고 연구되었다. 약물 관련 소식이 더 있다. 국가보훈처 캘리포니아 지점에서 조사한 바에 따르면 회원 중 *75%가 사고 당시에* 약물 문제를 겪었다.

폭력—— 척수손상 후 몇 가지에 대해 화가 났을 것이다. 손상에 대한 수용은 건강한 신호이다. 그러나 얼마 전부터 몇몇 이들에게 이러한 분노가 너무나 국제화되어 다루기 힘든 좌절과 스트레스와 좌절로 번졌다. 몇몇 척수손상 생존자들이 식당이나 파티같은 적절치 않는 장소에서 난동을 부렸을 뿐만 아니라 결국 절망과 분노와 정신적 고통을 더 키워서 자신을 돕던 배우자, 애인, 친구를 잃기도 했다.

깊은 우울증—— 미국인 1100만 명이 우울증을 앓고 있으나 모두 다 척수손상을 겪지는 않았다. 척수손상 때문에 절망과 무력감이 생기는 것은 당연하다. 활기차고 건강하며 젊은 척수손상 생존자는 처음부터 높은 자존감을 갖기 힘들다. 자존감은 신체 모습과 연결되어 있다. 그러나 자존감은 시간이 흐르면서 재정립할 수 있다. 계속해서 진정한 자부심을 갖는 비결은 다음과 같은 사항에서 살펴볼 수 있다.

1. *세 가지 "A"*: 다른 이들에게서 받는 "보살핌Affection, 관심Attention, 포용Acceptance"
2. *업무의 능숙도*: 좋은 직무 능력은 자부심을 크게 높인다.
3. *도덕 규범*: 독실하든지 윤리적이든지 도덕적이든지 간에 믿음을 가지고 도덕 규범을 고수하면 쉽게 행복감을 느낀다.
4. *활기찬 느낌, 동력감*: 재활 치료를 통해 자제력을 배울 수 있다. 스스로 돌보는 방법을 배우며 다른 이들에게 영향을 끼친다. 당신은 심연에 존재하고 운명에 영향을 끼치는 내부 힘을 발견하게 된다. 이로써 결정권을 가지게 된다. 당신은 여전히 당신이기 때문이다.

의존도—— *사람과 당신의 관계성이다.* 만약 당신이 자부심과 통제력이 없고 우울하다고 느끼기 시작한다면 도움을 받아서 당신 스스로 외부에서 바라보기 시작한다. 안전함과 사랑에 대해 누군가를 전적으로 의존하며 절망을 느끼기 시작한다. 그 결과는 어떠한가? 보호자도 지치고 좌절하게 된다. 떠난 것들을 생각한다. 사실 의존에 대한 두려움 때문에 척수손상 생존자가 일상생활을 시작하기 전에는 몇 시간 동안 옷을 입고 독립된 생활이 힘들다. 이러한 과정 때문에 외출하기 전에 이미 당신은 기운 빠지고 좌절과 절망의 부정적인 기분으로 압도될 수 있다. 좋은 방법이 있다. 일상생활을 도와줄 개인 간병인을 고용하라. 더욱 새롭고 행복하게 생활하며 편안하게 밤에 숙면을 취할 수 있다. 기억하라. 평상시 우리는 지붕을 고치거나 결혼식에 음악을 연주하는 사람을 고용할 것이다. 이처럼 당신을 돕는 도우미가 통제력을 갖고 일을 해내지 않는가. 그것이 독립성의 핵심이다.

극도의 스트레스와 불안── 인기와는 반대로 스트레스는 당신에게 좋을 수 있다. 당신이 스트레스를 어떻게 대처하느냐에 따라 상황이 긍정적으로 바뀐다. 때때로 경미한 스트레스는 실패 없이 관절 운동을 하고 일을 마무리하는 힘을 준다. 그러나 타성과 오래된 우울증이 스트레스가 되어 당신을 짓누를 수 있다. 이것이 척수손상으로 인해 삶이 바뀌면서 생기는 흔한 스트레스 유형이다.

1. *스트레스를 인식하라.* 침대에서 일어나기 너무 힘든가? 배우자와 계속 싸우는가? 직업을 잃었거나 먹고 살 방법을 찾고 있는가?
2. *재활팀의 도움을 받아라.* 재활팀이 당신에게 보이는 신호를 인지하여 당신에게 필요한 도움을 줄 것이다.
3. *진정하라.* 항우울제를 처방받고 심호흡 운동과 명상을 하라.

믿든 안 믿든 특수한 상황은 계속되지 않는다. 당신이 희생되어서는 안 된다. 좋은 소식이 있다. 당신에게 또 다른 선택과 또 다른 길이 있다. 당신을 변화시키고 성장시키며 독립되고 완전한 삶을 도와주는 방법이 존재한다.

선택 2: 받아들이고 앞을 보고 미래를 보아라.
"척수손상을 겪었다. 아무리 노력해도 바꿀 수 없다. 그래서 새로운 삶을 살자."

삶은 달콤 쌉싸름하다. 나쁜 것 가운데 좋은 것이 있고, 잃는 것이 있으면 얻는 것이 있다. 살면서 한 번씩 상실감을 느끼는 일이 있다. 슬픈 것은 당연하다. 약 30년 전 쯤, 엘리사베스 쿠브로즈^{Elisabeth Kubler-Ross} 의사는 새로운 삶을 살기 전에 비극이 닥칠 때 사람이 통과해야 하는 6단계의 감정 지표를 제시했다.

비록 불치병의 맥락 안에서 6단계를 말했지만, 척수손상에서도 적용할 수 있다. 당신은 새로운 삶을 살기 전에 쿠브로즈 의사가 제시한 단계를 모두 통과하거나 일부를 지나게 될 것이다.

- 1단계: 부정. 충격은 목적이 있다. 만약 당신이 갑자기 척수손상에 충격을 느꼈다면 총체적으로 압도되는 것을 느꼈을 것이다. 당신의 뇌는 현실을 부정하면서 당신을 보호한다. "당연하지" 당신이 자신에게 말한다. "난 다시 걸을 수 있어. 곧 벗어나게 될 일일적인 일일 뿐이야"
- 2단계: 분노. 분노는 비극에 대해 적절하게 반응한다. 기억하라, 당신은 카탈로그에서 척수손상을 선택한 것이 아니다. 물론 화가 나겠지만 알

척수손상된 많은 이들이 획득한 신체와 사회의 독립성에서 삶이 완전히 파괴된 사람에게 생존하고 작용하는 인간정신의 유연성과 웅장함에 대한 엄청난 헌사이다.

- G. W. 홀만 G. W. Holmann, 1975

베르트 엘리스_Albert Ellis_박사는 척수손상이든 아니든지 많은 이들이 지키는 법칙에 대해 말을 만들었다. "몹시 기뻐*해야* 한다." 생각해보라. "난 이것을 반드시 해야 한다. 반드시 했어야 한다." 이런 생각은 당신을 혼란스럽고 좌절하게 만들고 자신과 세상에 대해 분노를 느끼게 한다. 당신이 했어야 하는 것을 잊어버려라. 과거는 과거이다. 당신은 내일에 대해 할 수 있는 것이 있고 오늘 시작할 일이 있다. 왜 화가 나는지 이해하려고 노력해보라. 문제를 수용하고 문제를 해결하라. 그러나 했어야만 하는 일에 대해 당신을 채찍질하지 마라.

- 3단계 타협. 이 단계는 우리가 "하나님을 설득하여" 가고 있는 길을 바꾸려고 협상한다. "만약 당신이 다시 다리를 사용하도록 허락해주신다면 더 좋은 사람이 되겠습니다." "저를 낫게 해주신다면 다시는 스키를 안 탈거예요." 기적을 바라는 기도가 당신에게 필요하다. 일단 당신이 살려고 애쓰며 척수손상을 적응하려고 인식하게 되면 갇히지 않는다. 이 단계는 당신의 삶을 받아들이려고 애쓰는 유일한 방법이다.

- 4단계 우울. 맞다. 사실이다. 절망과 무기력을 느껴야 한다. 스스로 측은히 여겨야 한다. 그러고 나서 척수손상 후에 좋은 감정을 느끼기 위해 초인간이 되어야 한다. 상처 났다. 모든 것이 상처 났다. 당신의 삶이 다르다. 슬퍼해야 한다. 상심해야 한다. 걱정하지 마라. 당신은 그러한 감정에서 벗어날 것이며 특별히 좋은 재활팀과 함께 나올 수 있고 그들이 기꺼이 당신을 도울 것이다. 터널의 끝에는 반드시 빛이 있다.

- 5단계 수용. 드디어! 당신은 당신을 회유하여 협상했다. 화가 났다. 다시 미소 지을 수 없다는 생각에 너무나 우울하다. 그러나 천천히 조심스레 잿더미로 가득한 마음에서 움터 나왔다. 당신의 합리적인 자아는 문제가

다르다는 것을 안다. 현실의 잿더미는 달라지지 않을 것이다. 그 사실을 받아들이고 건강한 선택을 하려고 한다. 바로 일상으로 돌아오는 것이다.

- 6단계 희망. 믿든 안 믿든 간에 새롭게 발견한 수용으로 당신이 영원히 상실했다고 생각했던 희망에 도달한다. 새롭고 좋은 삶으로. 당신이 지닌 가능성으로. 삶으로.

이러한 6단계가 *기정사실*은 아니다. 모든 이가 각 단계를 지나지 않으며, 동시에 겪는 것도 아니다. 특별히 척수손상된 이들에게서는 그러하다. 바라건대 당신은 재활 치료하는 동안에 이러한 감정을 경험할 것이다. 이 감정은 당신이 새로운 삶을 살고 유지하는데 동기 부여가 되기 때문에 꼭 필요하다.

좋은 재활 병원은 경험이 풍부하고 유능한 의료진과 견실하며 일관된 프로그램을 제공하여 당신이 일상으로 돌아오도록 지지할 것이다. 의료진이 사용할 심리 도구는 다음과 같다.

교육—— 지식은 강력하며 어디에도 척수손상 후에 당신의 삶을 꾸려 나가는 것보다 더 중요한 것은 없다. 당신은 새로운 삶을 준비하기 위해 새로운 기술을 배워야 한다. 휠체어와 보조기 사용법과 새로운 사람을 만나고 당신을 어떻게 대해야 할지 알지 못하는 오랜 친구를 챙기며 선택한 직장을 유지하는 방법을 배워야 한다. 교육으로 무장하면 당신은 용감하고 새로운 세상으로 자존감과 힘과 독립심을 가지고 들어갈 수 있다. 운전석에 돌아가 다시 당신의 운명을 다시 통제하자.

묵상—— 손상 때문에 감정 충격이 우울증을 촉발했지만 그것 또한 생물학적 현상이다. 새로운 삶에 적응하며 의존하고 의기소침한 마음을 바꾸려는 과정에서 스트레스가 쌓인다. 이 스트레스가 뇌의 화학 경로에 미묘하게 영향을 미친다. 의사는 통증을 경감시키고 긍정적으로 행동하라고 항우울제를 권하기도 한다. 푸로작^{Prozac}, 졸로푸트^{Zoloft}, 팍실^{Paxil}, 아미트리프틸린$^{amitripty-line}$이 있다. 계속해서 약효가 있을 수도 있고 시행착오를 걸치기도 한다. 만약 스트레스로 인해 당신을 예민하게 만든다면 담당 의사는 바리움^{Valium}, 자낙스^{Xanax}, 아티반^{Ativan}, 크로노핀^{Klonopin} 같은 항불안제를 처방하기도 한다. 메모 한 가지: 항우울제와 항불안제는 어지럽거나 피곤하며 의식이 희미하게 되는 부작용이 있다. 이러한 약을 복용 중이라면 주의 깊게 살펴봐야 한다.

치료——— 맞다. 과거에 대한 대화가 새로운 삶을 대처하는 도구가 될 수 있다. 일대일 상담사는 슬픔의 6단계를 지나는 당신을 지도할 수 있다. 심리학자는 두려움 없이 당신에게 필요한 배출 수단을 제공할 수 있다. 당신은 아무런 영향 없이 무슨 감정이든 말할 수 있다. 오늘날 상담사 대부분이 다재다능하다. 상담사들은 행동 변화 기술$^{behavior\ modification\ techniques}$, 고전 심리학$^{clas-sic\ psychology}$, 일반 감각 논리$^{common\ sense\ logic}$ 기술을 사용한다. 상담사와 관계를 유지하면 치료에 성공할 수 있다. 당신은 믿을만하고 호감이 가며 관련 있는 상담가를 찾기 위해 "찾아나서야"한다. 당신이 일대일 상담에 대해 친밀감을 잃었다면 그룹 치료와 지지 모임으로 또 다른 유익을 받는다. 그들은 당신이 혼자가 아니며 세상 전체에 대한 "거울"을 보여준다. 척수손상된 다른 동료를 보면서 당신이 겪었던 경험을 다른 이들보다 더 잘 이해할 수 있다. 당신이 도리어 세상을 직면하는 내면의 힘을 찾도록 다른 이들을 도울 수 있다. 지지 모임은 술이나 약물 중독을 대처하는데 도움이 된다.

일단 당신이 살려고 노력한다면 심리적 적응$^{psychological\ adjustment}$의 세계에 대한 많은 해답과 기회가 있다. 당신이 받는 도움이 더 많으면 더 기분이 좋아지고 재활 치료를 더 잘 받게 되고 더 빨리 회복된다. 지금 시작하라!

✚ **척수손상에 관한 풍문 일곱 번째:**
   척수손상된 사람은 결국 이혼하거나 나쁜 배우자를 만나게 된다.

틀렸다. 척수손상된 이들의 배우자가 이혼한 비율이 신체가 온전한 이들이 이혼한 비율과 같다. 바꿔 말하면 만약 손상 전에 관계가 돈독했다면 변함없이 돈독할 것이다. 사실, 당신의 배우자는 재활팀에서 조언과 교육이 필요하다. 치료사는 배우자의 슬픔과 혼란스러움을 어떻게 다룰지 도울 수 있다. 남을 사람은 남는다.

더 좋은 소식은 손상 후 결혼한 부부가 건강할 때 "결혼한 부부"보다 이혼할 확률이 더 적다.

10
여러 종류의 문제

모든 것이 너무나 혼란스러웠다. 너무나 많이 놓치고 있었다.
그런데 혼란스럽던 것들이 새 언어를 배우고 바느질을 하는 것처럼
간단한 일이었다. 곧이어 독립성을 얻었다.

– 빙판길에 차가 미끄러져 T10-11이 다친 21살의 교사

레미는 컴퓨터 사용이 어렵지 않다. 인터넷의 달인이며 키보드를 분당 120타 쳤다. 리모컨 사용도 두렵지 않고 텔레비전 화면이 점점 희미해지기 전에 재빨리 버튼을 누른다. 휠체어를 탈 줄 알게 되자 장보러 시내로 "거닐고" 복도 아래로 휠체어 운전이 두렵지 않았다.

그런데 FES는 어떠한가? 할 수 없었다.

이름이 무서운 것이 아니다. 재활 치료에서 사용하는 이국적인 모자 종류가 아니다. FES는 기능적인 전기 자극을 뜻하며 많은 제활 센터에서 사용한다. ERGYS 체계라고 부르는 프로그램의 한 요소로 사용되곤 한다.

이 모든 낯선 이름은 레미에게 겁을 주었다. 이 단어들은 레미가 편안하게 느끼기보다는 너무나 공상 과학 소설같이 들린다. 더 안좋은 것은 FES와 ERGYS의 배경이 되는 이론이 "비밀 문서"처럼 들린다. 전기 자극이 팔과 다리 근육을 강화하려고 자극을 가한다.

너무나 기이하다. 재활 센터에 있는 다른 많은 이들처럼 레미도 다리를 쓰지 못한다. 그는 하반신완전마비이며 FES 덕택에 지금은 신체를 잘 다루고 있다. 그가 ERGYS에 필요한 것은 무엇인가? FES에 대해 야단 법석인 것은 무엇인가?

기계를 자세히 보면 매일 쭉쭉 자라난 도자와 컴퓨터 달린 기계가 레미를 주눅들게 만든다.

그러나 두 달 후에 레미는 FES 대변인이 되었다. 담당 물리치료사는 레미가 기계를 잘 사용하길 바랐고 레미는 사고 전 생활에서 사용하던 것처럼 휠체어로 돌아갈 수 있다는 것을 알게 되었다. 컴퓨터화된 기계는 움직이는 신호를 다리에 주었고 그는 자전거를 타고 있다. 레미는 자유롭게 활기가 돋았다.

FES가 미신같은 우상이 아니다. 기적도 아니다. 기껏해야 단순히 작용하는 과학일 뿐이다. 다양한 박자에 출력되는 전기 자극이 레미의 넙다리 네갈래근, 뒷다리근, 볼기근으로 전달되었다. 실행에 옮기도록 충격을 주어, 이 근육들이 수축된다. 수축 리듬은 고정 자전거^{stationary bike}처럼 페달을 밟는다.

왜 FES인가? ERGYS 체계가 근경력, 위축, 욕창, 요로감염, 부종을 줄이는데 적합하다고 의약식품관리부가 인정했다(FES 자체가 ERGYS 체계를 포함하여 근자극기의 다른 유형을 아우르는 일반적인 단어이다).

이것이 전부가 아니다. ERGYS 또한 다리를 순환시키고 가동 범위 가능성과 골밀도, 방광기능을 향상시킨다. 그러나 모든 이에게 해당되지 않는다. 만약 당신이 자율신경반사이상, 골절, 탈골, 골다공증이 빈번하다며 ERGYS는 당신 건강에 위험할 수도 있다. 그러나 일등 후보자일지라도 비현실적인 기대감은 피하는 것이 중요하다. ERGYS와 FES는 그 정도만 할 수 있다. 여유를 가져라. 어떤 새로운 운동 기구라도 편안하게 시간을 갖고 접근하라.

운좋게도 레미는 마치 항상 고정 자전거를 타는 것처럼 ERGYS를 이용했다. 기계의 유익과 레미가 가진 긍정적인 결과로 인해 레미는 오랫동안 두려움에 갇히지 않았다. 현재 레미네 집에 운동할 수 있는 공간을 마련했다. 레미는 그 공간을 FES 헬스 클럽이라고 불렀다. "사우나"가 가장 그리울 뿐이다. 지금은 만족한다.

당신은 레미같지 않을 수도 있다. 어쩌면 당신은 전기 자극이라는 개념에 대해 두렵지 않을 수도 있다. 재활 센터 프로그램에서 소개하자마자 아마 당신은 자전거 탈 준비가 되어있을 것이다.

반대로 당신은 미처 헤아릴 수 없는 척수 손상 재활에서 여러 가지 문제를 혼란스러워 하거나 좌절할 수 있다. 우리는 아래에 아주 흔한 몇 가지 문제를 제시했다. 의료진은 당신이 이러한 문제를 깨끗하게 해결했으면 좋겠다.

기본 아우르기

기능이 형태보다 더 많은 부분을 차지한다. 독립과 의존의 차이점을 의미하며 자기 통제(자부심)와 우울의 차이점을 의미하기도 한다. 당신이 속한 재활팀이 방광과 장 프로그램에 많은 시간을 쏟아내는 이유가 되기도 한다 (5장 참고). 일단 당신이 카테터를 사용하는 법과 장 관리 시간을 맞추는 프

✚ 개인 간병인personal care assistant 고르기

일상생활을 돕는 간병인을 구하면 구속에서 해방될 수 있다. 당신이 필요하고 원하는 것을 하는 데 더 많은 시간을 확보할수 있다. 만약 당신 혼자 개인 간병인 고용을 생각하지 않는다. 모든 척수손상 생존자의 40% 이상이 빨래와 식사, 집안 정돈을 돕는 보조인을 고용한다. 필요에 따라 간병인은 목욕, 몸단장, 양치도 돕는다. 간병인을 고용할 때 생각해야 할 부분이 있다.

당신은 "야행성"인가 "주행성"인가? 만약 온종일 간병인을 쓸 비용이 부족하다면 가장 필요한 시간이 언제인지 결정해라. 아침 시간일수도 있고 퇴근 후일지도 모른다.

일을 통합하고 그 후에 하고 싶은대로 해라. 아마 간병인이 저녁 식사를 만들거나 냉장고에 식품을 정리할 수 있다. 잠자기 전 저녁 때 입을 옷을 꺼내 놓을 수도 있다. 건조기에서 깨끗한 당신 옷을 꺼내서 당신이 바구니에서 쉽게 꺼내거나 넣을 수 있도록 도울 수 있다.

재활팀에게 조언을 구해라. 재활팀은 누군가에게 조언을 할 수 있다. 필요하다면 자금 조달에 관해 알려줄 것이다. 연락처와 보험에 대한 정보도 줄 것이다. 그리고 가장 중요한 것은 개인 간병인을 행복하게 하는 방법을 알려줘서 보조와 당신 모두가 보람있는 시간이 될 것이다.

로그램을 배운다면 자연스럽게 익히게 된다. 제한되었던 것이 풀리고 "사람" 처럼 다시 느끼기 시작할 수 있다. 당신의 프로그램은 양치하거나 도시락을 싸듯이 일상적인 일이 된다.

이동성도 이와 같다(4장 참고). 휠체어를 사용하고, 휠체어에서 침대로 이동하며, 관절 운동을 하는 방법을 익히면 세상에서 당신이 행하는 모든 차이를 만들 수 있다.

그러나 "숙지해야 할" 몇 가지 기능이 있다.

1번: 먹기와 삼키기

때때로 시원한 물이 손에 닿지 않는 것만이 문제가 아니다. 요리된 고기를 자르려고 칼과 포크를 사용할 수 없는 것만이 아니다. 만약 당신이 C1에서 C6라면, 컵을 잡거나 고기를 자를 수 있을지라도 삼킬 수 없을 것이다. 상위 팔다리마비손상은 목과 목구멍 근육과 관련이 있고, 침을 분비하고 입 근육으로 씹으라고 신호를 뇌에 보내는 신경이 통과할 수 없다. 이러한 현상을 연하곤란dysphagia이라고 부른다. 하지만 재활팀은 추가로 영양 공급관feeding tube에 대해 필요한 근육을 당신에게 "재훈련"한다. 쉽게 삼키기 위해 부드러운 음식을 작게 나누어 먹거나 튜브로 조금씩 마실 때 재활팀은 상체를 세워서 앉으라고 권한다. 또한 전기 자극으로 관련 근육을 움직일 수 있다.

2번: 호흡

만약 연하 작용이 어렵다면 혼자서 숨쉬는 것도 힘들 것이다. 만약 상위 팔다리마비손상이라면 호흡하는 데 호흡기가 필요할 것이다. 목근육, 가로막, 복근(적절히 호흡하는데 필요한 근육)이 활동하지 않을 것이다. 만약 T1에서 T12가 손상되었다면 가슴 근육이 작용하지 못하기도 한다. 호흡 능력은 목과 가로막에 전적으로 의존한다.

1940년 이전에는 스스로 호흡할 수 없는 이들에게 유일하게 철제 호흡 보조기iron lung를 선택하여 목 아래에 튜브처럼 생긴 장치를 끼워 넣었을 것이다.

다행히 오늘날에는 가슴 위를 덮는 주머니 모양의 호흡기인 비닐로 된 폐포장plastic Pneumo-Wrap같이 선택의 폭이 넓다.

더 좋은 선택은 양압 호흡기positive pressure ventilator이다. 일회성이 아니라 베터리가 장착되었으며 부피도 적고 호흡기 감염 위험도 적다. 기관절개술로tracheoto-my로 코나 입 튜브를 함께 사용한다.

초기 척수손상 생존자들은 손상 후 몇 주나 몇 달 간 호흡기를 통해 스스로 호흡할 수 있다는 연구가 있다. 하지만 제한된 기초와 예방책으로 어떤 호흡 문제도 피해야 한다. 여기에 주의점이 있다.

- 충분히 쉬어라. 만약 당신이 호흡하는 데 힘을 모두 사용하지 않는다면 쉽게 피곤하고 감염 위험도 높다.
- 호흡하는 가장 편안한 자세를 취해라. 앉았을 때 폐용량허파용량, lung capacity이 더 높다면 팔다리마비인 사람에게 상체를 세우고 앉는다면 누울 때보다 폐용량이 더 높다.
- 상체 코르셋stomach corset은 가로막이 위 아래로 움직이는 데 도움이 된다.
- 근력 운동을 해라. 팔다리만 운동이 필요하지 않다. 호흡 관련 근육도 강화해야 한다. 호흡뿐만 아니라 피로에 대해 효과적으로 대처할 수 있다.
- 기관지확장제Bronchodilator 같은 약물은 기도 확보에 도움이 된다. 목 부위가 손상된 이들에게 폐 기능이 향상된다.
- 기침은 점액이나 다른 분비물로 폐를 깨끗이 하여 기도를 깨끗하게 유지한다. 폐렴pneumonia이나 기관지염bronchitis같은 기관지 질병을 예방할 수 있다. 정기적으로 기침하지 않고 목구멍이나 폐 분비물을 깨끗하게 할 수 없으며 울혈congestion이 생기고 호흡기능상실respiratory failure이 나타날 수 있다. 만약 스스로 기침할 수 없다면 누군가 도와줘야 한다. 당신이 누워있을 때 보조인이 당신의 위장 부위를 눌러서 당신의 기침을 유발한다. 컵 모양으로 위장 부위를 "치면" 점액질이 밖으로 나올 뿐만 아니라 폐 용량chest cavity을 강화할수 있다. FES를 사용하는 물리치료사도 기침을 유발시킨다.

몸매를 유지하고 몸을 기대어라. 비만은 척수손상 여부에 상관없이 누구든지 호흡을 어렵게 한다. 건강한 음식으로 몸매를 유지하고 관절 운동을 통해 호흡을 돕고 심장에 무리가지 않게 하자.

3번: 상체 통증 다루기

척수손상된 생존자들에게는 통증이 낯설지 않다. 연구에서 손상된 이들이 최대 80%까지 통증을 느낀다고 한다. 41%는 일상생활을 방해할 정도로 통증이 너무 심각하다고 한다.

하반신완전마비의 부산물로 팔, 어깨, 가슴의 통증이 나타난다. 이것을 과사용증후군$^{overuse\ syndrome}$이라고 부른다. 과사용으로 이 증후군이 생겨났다. 침대에서 벗어나고 휠체어를 추진하며 키보드 타자를 탁탁친다. 반복되는 모든 활동 때문에 관절과 근육을 끊임없이 사용하여 부담을 준다.

당신이 원하지 않아도 근육 사용을 멈출 수 없다. 그러므로 자기 스스로 조심해야 한다. 움직임을 못하게 하는 관절 기능장애^{dysfuction}, 등부위 기능을 저해하는 자세 문제, 어깨 근육을 짧게 만들고 팔을 따라 통증을 유발하는 가슴문증후군$^{thoracic\ outlet\ syndrome}$, 흉곽출구증후군, 손목에 있는 신경을 누르고 손에 마비를 일으킨 손목터널증후군$^{carpal\ tunnel\ syndrome}$이 있다. 근육과 신경에 통증

✦ 천년을 여는 문

바비는 꿈꾸는 집을 소유했다. 그러나 오늘날 미국 여자아이들은 다양한 휠체어를 가지고 있다. 그래서 바비의 친한 친구인 휠체어 탄 바비베키(Barbi Becky share a smile spe-cial edition doll), 분홍색과 보라색으로 이뤄진 휠체어를 탄 바비 인형)가 탄생했고 입고된 지 2주만에 다 팔렸다.

오늘날 더 많은 장난감 제조 업체가 척수손상된 아이들을 포함하여 다른 건강한 아이들이 새로운 시장이 된다고 인식하고 있다. 사실 10년 전보다 현재 장애를 가진 미국 아이들이 20%가량 늘어났다.

그래서 상황이 점점 더 나아지고 있다. 분명히 바비의 꿈꾸는 집은 휠체어에 알맞은 적당한 규모의 집이 아니다. 바비 인형을 만드는 마텔사는 꿈꾸는 집에 대한 개조로 많은 불평을 받아들였고 휠체어 탄 베키는 손님으로 자주 등장했다.

을 일으키는 다른 것은 무엇인가? 테니스팔꿉증^{tennis elbow, 테니스팔꿈치}과 윤활낭염^{bursitis}이 있다.

통증을 어떻게 피하는가? 뼈를 다룬다고 생각지 마라. 만약 당신이 컴퓨터 앞에 앉아 있다면 한 시간마다 스트레칭하는 시간을 가져라. 만약 휠체어를 추진한다면, 잠깐 쉬고 되돌아보아라. 상지 통증을 통제하기 힘들다면 전동 휠체어로 바꾸는 것을 고려해도 좋다.

그리고 운동을 잊지 말아라. 현재 스트레칭보다 더욱 더 어깨와 가슴에 대해 관절운동, 엎드리는 자세, 저항 훈련을 매일 해야 한다. 관절을 강하고 튼튼하게 하며 근육을 유지하고 근긴장도를 유지하는 것뿐만 아니라 어깨, 팔, 등에 있는 부담을 완화하는 데 도움이 될 것이다. 심지어 무의식적으로 좀 더 높이 상체를 곧게 앉는 당신을 발견할 것이다.

재활 공학

재활 공학 단어 자체가 생소하여 주눅들게 한다. 그러나 재활 공학은 당신이 원하는 것에 이르게 한다. 아주 단순하게 재활 공학으로 집에서 삶의 질을 더 높여 준다. 제활 공학자는 당신의 집이나 직장에서 당신이 편안하게 생활하도록 디자인한다. 경사로, 손잡이, 욕실용품, 문 너비, 현관, 작업실. 이 모든 것이 하루종일 재활 공학자가 작업한다. 재활 공학사는 당신에게 맞는 특별한 휠체어를 맞출것이다. 공학사는 특별한 좌석을 디자인하거나 변경할 것이다. 집에서 독립을 유지하는 데 도움이 되는 특별히 가벼운 스위치, 열과 공기 조절, 환경 조절 시스템을 제공할 것이다(대부분의 시간에 다른 치료사들이 이 정보를 제공할 것이다).

손상 전에 알지 못했던 것을 여기에서 점검 받는다. 어떻게 집에 들어가는가? 어떻게 계단에 오를 것인가? 부엌 선반을 어떻게 열것인가? 구급상자에 무엇을 넣어야 하는가? 방에서 방으로 어떻게 갈 것인가? 화재 시 어떻게 빨리 대피할 것인가? 전화올 때 어떻게 대답할 것인가?

휠체어에 앉아 있는 동안 휠체어를 돌리는 충분한 공간이 필요하다. 당신은 목이 아닌 손목 높이에 개수대가 닿아야 한다. 휠체어에 맞게 최소 76.2cm 넓이의 출입구가 필요하다. 발판 부딪힘을 방지하기 위해 문 하단에 보호용금속판^{kick plate}을 달고 한번에 쉽게 열수 있는 문고리가 있어야 한다.

재활건축기사는 집과 작업 공간을 안전하게 해야 한다. 몇 가지 유의 사항이 있다.

- 2.5cm 높이 당 발길이보다 경사로가 가파르지 않게 유지하라
- 파이프나 모터가 노출되지 않게 안전장치나 절연 재료를 덧대라. 화재나 긁힘으로 놀라고 싶지 않을 것이다!
- 집이나 사무실에 최소 비상구 두 개를 확보하라
- 밖에서 들어올 때 문이 어떻게 열리는지 생각하라. 문 때문에 당신이 다치거나 손상당할 정도로 흔들려서는 안된다.
- 가능하다면 소방서나 경찰서와 연결된 숫자판이 있는 알람 체계를 근처에 두어라.

이번 장에서 정보를 충실하게 제공하였지만, 주요 주제가 다양하지 않다. 재활의 중심이 되는 문제는 바로 독립이다. 앞에서 소개한 기구와 운동과 제안은 당신의 온전한 가능성을 현실 세계에서 기능을 돕고 독립성을 위해 설계되었다.

하지만 독립성은 당신의 목표만이 아니다. 가족과 간병인은 당신에게 필요한 도움을 줄뿐만 아니라 스스로에 대해 만족해야 한다.

✚ 보편적인 메시지

낙관주의와 유머는 삶의 윤활제와 접착제이다. 이 둘 없이 우리는 절대 감금된 상태에서 생존할 수 없었을 것이다.

– 베트남 전쟁 포로, 피립 버틀러

11
소중한 사람을 돕는 일이
자신을 돕는 일이다: 가족 위로하기

"만약 자신 스스로를 돕는 방법을 모른다면,
다른 사람을 돕는 방법은 어떻게 알까?

– 무명

"좋아. 인정해. 남편과 남편이 당한 척수손상이 너무 싫어. 남편을 간병하는 것이 너무나 지친다!"

"씻기고 몸 단장 하고 밥먹이기까지 내가 해야 하는 것이 너무나 많아서 하루라도 나를 위한 시간이 없어!"

"눈을 감을 때 자유를 꿈꿔. 누구의 돌봄이나 도움 없이 나 혼자 하는 꿈 말이야."

"더 이상 아내를 참을 수 없어. 척수손상 당한 사고 때문에 아내가 우울하다는 사실을 알아. 휠체어를 혼자 탈 수 없다는 사실도 알고. 그런데 화가 치밀어 올라. 그런 다음에는 죄책감이 들지. 악순환이 반복돼."

"나를 이기적이라고 여기지. 그런데 나도 숨쉴 공간이 필요해! 나를 도와줄 누군가가 어디엔가 있는 걸까?"

폭군이나 악당이 하는 말이 아니다. 당신이나 나 같은 엄청난 타격을 겪은 평범한 일반인이 하는 말이다. 사랑하는 이와 애인이나 남편과 아내나 친구가 척수손상을 겪었다. 책임감이 훨씬 더 가중되었다. 재활팀은 엄마들이 계속해서 울먹이며 통곡하는 소리를 듣는다. "전 거기 없었어요!" 엄마들은 자녀를 보호하거나 위로하러 거기 없었다. 어떤 경우는 장성한 자녀를 둔 가정도 있었다. 그럼에도 불구하고 부모들이 할 수 있는 것이 없다는 사실을 깨달았다.

갑자기 속한 세계와 장소가 엉망이 되었다. 마치 과거의 사건이 그들에게 일어났었던 것처럼 말이다.

그러나 그 곳에 머무를 수 없다. 척수손상된 이들을 돌보는 가족은 손상된 이들이 매일 거친 일상을 살아가는 체력과 힘과 용기를 찾아가도록 도와야 되기 때문이다.

당신은 무엇을 보는가? 그들을 보는가? 아마 아닐 것이다. 대부분 당연하게 척수손상된 이들에게 초점을 맞춘다. 그러나 다친 이들 주변에 있는 사람들에게도 도움이 필요하다.

보호자들도 역시 통증을 느끼며, 사랑하는 가족이 가장로 필요한 연민과 사랑과 회복력을 찾고 유지하도록 조력하는 보호자에게 이번 장을 바친다.

✦ 척추손상에 관한 풍문 여덟 번째: 새로운 삶에 익숙해라. 계속해서 연인에게 좋은 모습을 볼 수 없을 것이다.

현실은 현실이고 연인이 다시 같지 않다는 사실을 결국 받아들여야 한다. 척수손상을 당한 부위에 따라 이전처럼 방광을 조절하거나 걸을 수 없다.

그러나 모든 것이 암울 한 것은 아니다. 사실 척수손상 직후에는 몸 전체에 큰 충격을 받아서 척수가 붓거나 멍든다. 하지만 결국에서 며칠이나 몇 주 안에 부었던 부분이 가라앉고 사랑하는 사람이 몇 가지 기능을 다시 찾을 수 있다.

불완전 손상을 당했을 때 호전하는 가장 좋은 기회가 있다는 연구들도 있다. 몇 가지 기능은 사고 후 일년 반 정도 있으면 불완전 손상 생존자에게 돌아온다.

희망을 가지면 사람에게 강력하며 동기를 부여한다는 사실을 기억하라. 그러나 실패한 희망은 결국 심신을 약하게 한다. 가족들이 치료를 성공시키려고 새로운 삶에 대한 새 기술을 발전하도록 도울 때, 손상된 이들의 삶이 가장 많이 개선된다.

서로 다른 각본

수잔은 자신 스스로를 간병인이라고 항상 생각한다. 수잔은 항상 은행에서 동료들을 도울 준비를 했다. 집안일을 하면서 엄마를 돕고 아들 학교에서 모든 위원회에서 봉사를 도맡았다.

수잔이 바쁠수록 남편인 데이브는 더 바빴다. 남편은 지역 광고 회사에서 영업 담당 임원으로 하루 종일 일했고 아내와 함께 집안일을 했다. 부부는 함께 가족휴가를 갔고 아들 야구 활동을 지도했다.

수잔과 데이브 삶이 바쁠수록 부부는 빠르게 외식을 하거나 영화보러 늘 여기저기에서 몇 시간씩 시간을 허비했다.

캄캄한 도로를 잘못 들어가서 모든 것이 부서지기 전까지는 수잔은 자신의 삶이 대체로 축복받았다고 생각했다. 남편은 직장에서 내일까지 해야 할 발표를 준비하느라 늦게 돌아왔다. 남편은 모퉁이에서 술 취한 운전자가 정지 표시를 무시한 채 몰던 차를 보지 못했다.

충돌 사고가 일어났고 남편 데이브는 결국 C5에서 C6 척수손상을 입었다. 그는 외출하고 일상생활과 기능적 독립에 대한 새로운 기술을 익혀야 했다.

재활 치료 6개월 후에 그는 일상으로 돌아갔다. 휠체어를 타는 데 진전을 보였고 일상에서 방광과 장 프로그램을 효과적으로 일상에서 수행했으며 컴퓨터 전문가가 되었다.

아내인 수잔은 남편이 병원에 있는 동안 그를 응원했다. 아내는 남편이 거친 감정의 바다를 통과할 때 필요한 희망과 영감을 주었다. 또 아내는 가족을 위한 새 삶을 계획하고 새로운 삶을 대처할 방법을 배우러 치료를 다녔다.

자원봉사 활동을 줄여야 한다는 점을 알았다. 시간제 개인 간병인을 고용했지만 여전히 장을 보고 빨래를 했다.

이후에 생각해야 할 비용 문제가 생겼다. 남편은 컴퓨터를 통해 재택근무를 잘 해왔지만 사무실에서 하던 것만큼 벌지 못했다. 일을 하기 위해 아내는 자신의 치료를 그만두었다. 또 아들과 함께 더 많은 시간을 보내려고 했다. 왜냐하면 아빠가 집에 왔을 때 아들이 학교에서 행동하는 것처럼 행동하기 때문이다.

일이 쌓이기 시작했다. 먼저 더러운 빨래와 접시였다. 그러나 학교에서는 아들 때문에 수잔을 자주 불렀고, 남편은 자주 아내를 위층으로 올라와 도와달라고 했고 우체부가 더 많은 청구서를 놓고 갔으며 이에 따라 억울함과 분노와 우울함이 쌓여갔다.

수잔은 격한 감정에 휩싸이기 시작했다. 수잔은 아들과 남편에게 소리지르기 시작했다. 어디 간다는 말도 없이 운전석으로 뛰쳐 들어가며 차도에서 소리쳤다.

그녀는 절대 멀리 가지 못했다. 결국 쇼핑몰과 사무실 주차장이나 근처 도로에 있었을 것이다. 털썩 주저 앉아 운전대에 머리를 숙이고 울음을 터뜨렸다. 눈물이 흘러내렸다. 흐느낌 때문에 창문에 김이 서렸다. 죄책감과 억울함과 분노가 뚜렷하게 드러났다. 완벽했었던 삶이 악몽으로 변해버렸다.

스트레스, 스트레스, 더 많은 스트레스

걷잡을 수 없이 나락으로 떨어져 그녀를 억누른 절망이 한번에 불쑥 튀어나온 것이 아니었다. 당신은 척수손상당한 가족이 살아있다는 사실에 영원히 감사하지만, 사람이 느끼는 억울함과 분노와 압박감에 따라 죄책감도 함께 가지고 있을 것이다.

생각해보라. 당신의 세계가 급격하게 바뀌었다. 사랑하는 이와의 관계는 신체와 정신을 바꾸었다. 척수손상으로 개인의 시간과 공간이 직접적으로 줄어들었다. 당신의 친구와 가족 모두는 아마 잘 대해주었지만 그들과 완전히 다른 개인 시간과 당신의 화장실 활동과 성생활을 어떻게 느끼는지 완전히 이해하기 어렵다. 그리고 끝없는 걱정과 재정에 대한 두려움, 책임에 대한 부담감, 염증이 더 확산될 것 같은 걱정, 욕창, 자율신경반사이상이 당신을 괴롭힌다.

사회적 고립. 끊임없는 걱정. 한계선 부족. 외상 변화. 초자연적인 통증^{psy-}

chic pain으로 견딜 수 없는 감정을 일으키는 이 모든 것. 통제 불능과 뜻대로 할수 없는 상황에서 어떤 것도 나아지지 않는 지독한 우울증에 빠져들어 있는 자신을 발견할지도 모른다.

이러한 감정이 이해된다 해도 감정이 당신 마음에 남을 수 없다. 감정이 절대적인 것이 아니다.

이렇게 될 수는 없다.

희망: 영혼에 활력 불어넣기

운 좋게도 수잔의 이야기는 해피엔딩으로 끝났다. 그녀는 마침내 스스로 스트레스를 조절할수 없다고 느꼈다. 외래 진료와 할인된 의료 용품과 새로운 친구를 사귀는 넓은 인간관계 같은 새로운 환경을 제공하는 지지 모임sup-port group에 참여했다. 수잔은 더 이상 혼자가 아니다. 자신을 이해할 사람들이 주변이 있다. 스트레스도 줄어들고 수잔은 집에서 해야 할 자신의 책임감을 조절할 수 있었다. 모든 것이 유익했다.

수잔의 이야기가 보편적인 것은 아니지만 모든 이야기가 희망으로 끝나지 않는다. 많은 보호자가 자신에게 필요한 도움을 받지 못한다. 가족은 사랑받았던 이가 척수손상을 당하여 분노와 절망과 억울해하는 감정에 붙잡히고 절망의 수렁에 빠지거나 도망치는 동안 더욱 더 우울하다.

당신의 상황이 슬픈 결말로 끝나서는 안 된다. 삶을 포기하지 않고 훌륭한 보호자가 될 수 있다. 사랑과 연민을 받으며 이기적일 수 있다. 모든 이들이 행복하게 마무리될 수 있다. 여기에 가족 일원에게 도움이 될 만한 "간병인

원칙"이 있다.

1번: 잠시 중지!

평안할 때는 전화가 울리지 않는다. 사무실로 가고 싶을 때는 일이 시작하지 않는다. 며칠 쉴 때는 감기에 걸리지 않는다. 일상생활이 내 마음대로 되지 않기 때문에 삶을 통제하지 못한다면 당신이 삶을 지배하지 못한다.

만약 당신이 보호자라면 당신을 위한 시간은 당신이 통제하는 것이 하나의 방법이다. 당신이 누군가의 필요를 관리할 때 당신 스스로를 잊기 쉽다. 저녁식사를 만들고 휠체어에서 침대까지 배우자를 옮기거나 자질구레한 일상을 모두 다룰 때 당신의 손을 통해 시간이 빠져나간다.

아침이나 오후에 몇 시간 돌봐줄 개인 간병인을 계획하라. 몇 시이든 *당신*에게 최고의 시간이 된다. 이 자유로운 시간을 이기적으로 완전히 자신만을 위해 사용해라. 자동응답기를 설치하고 전화벨소리에서 벗어나라. 목욕을 하거나 조용히 독서를 하거나 낮잠을 자라. 명상하는 법을 배우라. 만약 너무 좋은 날이며 집이 비좁다고 느낀다면 외출하라! 산책을 하거나 마사지를 받아라. 머리 손질을 하라. 수채화나 시나 18세기 영어학과 같은 배우고 싶었던 수업을 들어라. 무엇이든지 좋다. 원칙에서 가장 중요한 것은 바로 당신이다. 재충전과 재편성하는 당신의 시간이다.

2번: 사랑의 육체 노동

척수손상 생존자만이 알맞게 먹고 운동하면 안 된다. 당신에게도 필요하다. 더 많은 이들이 열심히 공부하고 두뇌를 사용하는 것만이 충분하지 않다고 인식하기 시작했다. 당신의 몸은 근육이 필요하다. 건전한 신체는 마음을 평온하게 할 것이다. 운동은 당신이 느끼는 좌절과 스트레스를 줄이고 간병인이 당신의 신체를 잘 도우며 더 건강하게 한다.

균형있는 식사를 하라. 영양 공급은 당신의 체력을 계속 유지하게 하며 스트레스 강도를 낮춰줄 것이다. 설탕은 재빠르게 밀려들었다가 빠르게 떨어져서 신경 과민을 만든다. 통밀빵, 고구마, 밥인 복합 탄수화물complex carbohydrates

과 충분한 양의 과일과 야채를 먹으라.

"당 떨어짐" 없이 비타민과 미네랄과 섬유소를 먹어라. 갑자기 당신이 생각했던 것보다 침상 생활에 힘이 나고 농담을 잘하며 잘 웃고 활력 넘치게 관절운동을 할 수 있다는 사실을 발견하게 될 것이다.

3번: 교육이 힘이다

책을 시작할 때 우리는 지식에서 발견된 힘에 대해 이야기했다. 만약 이 책에서 아무것도 배운 것이 없다면 정보와 교육에 대한 필요를 찾아 떠나길 바란다. 척수손상 생존자는 재활 과정을 촉진하기 위해 이러한 지식이 필요하다. 더 많이 알수록 더 좋아지고 머무르기보다 더욱 동기 부여 된다.

당신에게도 해당된다. 가족의 재활 병원을 활용하라. 당신이 질문하려는 것을 사례관리자나 다른 재활 의료팀원에게 물어봐라. 쑥스러워 하지 마라. 의료진이 아마 이전에도 들었던 질문일 것이다.

국립척수손상협회^{National Spinal Cord Injury Association} 같은 척수손상 협회에 가입하라. 그들은 개인 간병인을 구하는데 재정 보조에 대한 적절한 충고를 모두 제공할수 있다. (부록C에서 주소, 전화번호, 인터넷 주소를 알 수 있다).

이 책과 더불어 다른 책을 읽어라. 할 수 있는 한 많이 배워라. 당신이 더 많이 알수록 이해의 폭이 넓어지고 더 건강해지는 것을 느낄 것이다.

4번: 치료

전략을 세우는 데 좋은 상담가는 당신의 안녕을 중요시하며 궁극적으로 사랑하는 이의 안녕을 중요시한다. 재활 병원은 척수손상 생존자와 보호자에게 전문인 사람을 찾는 데 도움을 줄 수 있다. 좋은 재활 병원은 병원 의료진 중에서 상담가를 두거나 팀의 일원인 경우가 있다(3장 재활을 참고하라).

지지 모임은 치료 과정의 일부분이다. 지지 모임에는 당신이 지금 겪고 있는 부분을 이해하며 그들 자신도 겪고 있는 이들이 속해 있다. 그들은 "압력솥 불을 *끄듯이*" 감정을 터뜨릴 기회를 준다.

더 중요한 것이 있다: 동료들과 함께 만든 지지 모임은 정보를 알아내고 나누는 장소가 되며 당신에게 귀중한 자원이 될 것이다. 만약 특정 개인 간병인이 좋거나 어떤 차가 그 가격에 사기 가장 좋거나 집에서 장애인이 쉽게 다가갈 수 있는 계약자라면 당신이 직접 알아낼 수 있을 것이다.

몇 가지 "간병인 원칙"이 있지만 한 가지로 요약된다. 당신 자신을 돌보는가? 잠시 시간을 갖고 생각해보라. 상식과 본능을 발휘하라. 당신은 무엇을 원하는가? 어떻게 당신 삶에 어울릴 수 있는가? 기억하라. 만약 당신 스스로 행복하지 않다면 다른 누구에게도 도움되지 못할 것이다. 어느 누구도 순교자를 좋아하지 않는다. 또한 일반인들은 당신이 사랑하는 척수손상 생존자를 좋아하지 않는다.

우리 여정이 거의 다 끝났다. 그러나 마치기 전에 몇 가지 질문과 대답을 다루길 원한다.

✚ 최선으로 주인되기

당신이 하고 싶은 마지막 단계는 친구와 가족을 접대하는 것이다. 그러나 어떤 부분은 당신에게 필요한 부분인지도 모른다. 연구에서 많은 방문객을 대접했던 보호자는 방문객이 없었던 보호자보다 스트레스가 덜했다.

접대에 대해 마사 스튜어트$^{Martha\ Stewart}$(미국 라이프스타일리스트)를 감동시킬 필요가 없다. 당신은 샌드위치를 만들거나 시원한 음료나 야채와 과자를 대접할 수도 있다. 모든 이들이 함께할 음식으로 손님을 접대하면 더 좋다. 하나 더 있다. 가족은 친구들과 함께 어울리는 일이다.

12
일반적인 문제와
상황에 대한 질문과 답

"더 많이 물어 볼수록 더 많이 배웁니다. 더 많이 배울수록 더 힘이 납니다.
그리고 최소한 저에게 이 세상 어떤 것 보다 좋은 느낌은 없습니다."

암벽 등반으로 L2 손상된 18세 척수손상 생존자.

더 많이 배울수록 더 필요하다는 모순이 있다. 당신이 맨 처음에 완전히 이해하지 못했던 복잡함을 이해하기 위해 질문을 통해 도움이 된다. 질문이 당신과 상황에 특수한 일반 주제를 만드는 관점을 세울 수 있다. 이 책에서 당신이 모은 정보를 완전히 소화하고 일상생활의 부분을 배우는 것을 돕기 위해, 새로운 삶을 적응하는 척수손상 생존자들과 가족을 돕기 위해 몇 번이고 되풀이해서 들었던 익숙한 질문들을 제시했다.

✦ 요로감염이 생겼을 때 어떻게 알며 되풀이 되지 않게 하는가?

만약 요로감염[UTI]이라면, 당신은 혼자가 아니다. 연구를 통해 요로감염이 척수손상 후 가장 흔한 합병증이라고 한다. 척수손상 생존자의 80% 정도 손상 후 1년 이내에 한 번 이상 요로감염을 겪는다. 증상은 다음과 같다.

- 탁하고 냄새나는 소변
- 열

- 발한과 오한
- 소변에 피 비침
- 평상시 방광 프로그램으로 행했을 때 정상보다 많은 배뇨
- 카테터 주변 누수
- 배뇨 시 후끈거림

요로감염이 정상인에게도 일반적인 증상이지만 척수손상 생존자에게 더욱 심각할 수 있다. 방광이 가득 찰 때를 알기 어려워서 더 심각하게 방광 관련 질병을 일으킬 때까지 증상을 인식하기 어렵다.

최선의 치료법은 예방이다. 매번 사용 후 기구를 깨끗한지 확인하라. 배뇨 전후에 손을 씻어라. 당신이 카테터가 알맞게 작용하는지 자주 점검하라. 당신이 배뇨하는 시간마다 가득 찬 방광을 비웠는지 확인하라. 방광이 너무 가득차면 염증이 생기기 쉽다.

간병인을 위한 팁 —— 사랑하는 이가 매일 방광 관리를 유지하는지 확인하라. 카테터가 깨끗한지 점검하라. 만약 당신이 요로감염이 의심된다면 해결 방법을 구하는 데 주저하지 마라. 의사에게 소변 샘플을 갖다 주어라.

✚ 다리에 생긴 경련을 어떻게 다뤄야 하는가? 불편한 시간에 다리가 갑자기 잡아 당겨지고 단단하게 조인다. 참 당혹스럽다!

척수손상으로 인한 흔한 합병증이 강직이다. 이러한 근경련$^{muscle\,spasm}$은 척수손상으로 인해 근 긴장을 악화시킨다. 신경과 근육에 보내는 메시지가 적절하게 전달되지 않는다. 다리나 팔은 마비되거나 움직이지 않는 것뿐만 아니라 갑자기 움직인다(갑자기 잡아 당겨지거나 단단하게 조인다). 강직은 척수손상된 이들에게 꼭 발생될 수 있다.

약간의 강직은 훨씬 반갑다. 근육을 긴장시키고 강하게 유지시킨다. 만약 갑자기 잡아 당겨지는 현상이 자주 반복되지 않고 단지 불편하다면 담당의는 강직을 방지하는 약을 처방하지 않을 수도 있다.

만약 강직이 독립에 방해된다면 단트롤렌^{dantrolene}(단트리움^{Dantrium}), 바클로

펜baclofen(리오레살Lioresal), 티자니딘tizanidine(자나플렉스zanaflex)같은 항경련제를 처방받을 수 있다. 몇몇 경우에서 바클로펜baclofen은 피부 바로 아래 위 근처에 주입되어 주입 펌프injection pump를 통해 척수로 자동으로 투여된다. 경련을 방지할 뿐만 아니라 메스꺼움, 구토, 피로 같은 바클로펜baclofen의 부작용을 다소 조절할 수 있다.

간병인을 위한 팁 —— 약만이 한 가지 방법은 아니다. 자세 변경이 경련을 줄일 수 있다. 기립 자세가 강직을 줄이는데 도움이 된다는 연구가 있다. 사랑하는 이를 움직이도록 도와줘라. 관절 운동과 스트레칭을 하는지 반드시 확인하라. 약을 덜 복용하면서도 강직을 조절할 수 있을 것이다.

✚ 나는 아이를 가질 수 있을까?

척수손상 때문에 아이들을 못 가질 아무런 이유가 없다. 비록 손상으로 성기능에 영향을 받지만 조절adjustment과 기술로 건강하게 성생활을 하도록 도울 수 있다. 그러나 척수손상은 합병증을 유발한다. 연구에 의하면 남자가 정자를 덜 생산하여 사정한 정자는 "왕성하지" 않을 수도 있다. 진동자극vibratory stimulation이나 전기자극사정electroejaculation(차례차례 인공수정artificial insemination과 체외수정in vertro fertilization을 사용할 수 있다)으로 정자를 얻어서 남성 불임을 방지할 수 있다. 정액역류증retroejaculation은 비슷한 과정이다. 정자를 방광을 통해 얻는다.

척수손상의 신체외상으로 인해 몇 달 간 생리가 멈출 수 있으나 대부분 여성에게 생식 문제가 없다. 그러나 임신하는 동안 문제가 나타난다. 만약 임신했다면 담당 의사는 당신 가까이에서 요로감염, 빈혈, 조산을 방지하도록 지도한다. 이러한 증상은 본인도 위험하고 분만을 방해한다.

간병인을 위한 팁 —— T10 위 레벨인 여성은 산기가 있는지 알지 못한다. 출산일이 다가올 때 증상을 주의 깊게 살펴라. 숨가쁨, 근경련, 허리 통증은 출산 증상이며 척수손상된 여성에게는 이러한 증상이 잘 안 나타난다.

✚ 새로운 사람을 어떻게 만나는가? 연애 상대로 나를 동정하지 않는 사람을 어떻게 찾을 수 있는가 아니면 더 악화되지 않는가?

척추손상으로 고립되어 홀로 있다고 생각해서는 안 된다. 신체 건강한 많은 이들이 새로 문을 연 클럽에서 밤새 춤을 추는 대신에 빨대 앞에 냉동 식품을 먹으며 토요일 밤을 더 많이 보낸다.

신체 건강한 이들처럼 당신이 척수손상을 당했다면 누군가를 만나는 것이 쉽지 않을 것이다. 맞다. 어떤 부분은 손상 그 자체 때문이다. 불행히도 많은 이들이 여전히 비극적인 사건의 희생자와 병약자^{invalid}로 휠체어를 탄 척수손상 생존자라고 생각한다. 우리가 사용하는 언어와 언어가 목소리로 주는 편견을 바꾸기 전까지는 당신을 동정하거나 무시하는 듯이 행동하는 이들이 항상 있을 것이다.

그러나 이해하지 못하는 모든 사람들보다 당신의 관심을 나누고 당신을 만나길 원하는 재미있고 활력 넘치는 사람들이 많다. 지지 모임^{support group}을 통해서 새로운 친구들을 사귈 수 있다. 재활 병원이 그 지역을 안다면 병원에 문의하라. 지역 케이블 방송국, 지역 신문 광고, 지역 교회를 조사하라. 그리고 간편한 인터넷을 잊지 마라.

만약 지역에 모임이 없다면, 당신이 모임을 시작하라. 재활 센터에 연락하라. 다른 생존자들과 연락할 수 있도록 문의하라. 생존자들이 당신에게 우편물을 발송하거나 우편 요금을 지불할 수도 있다. 당신의 지역 교회나 구민 회관이 모임을 위해 공간을 제공(기부)할 수도 있다.

간병인을 위한 팁 —— 사랑하는 이의 감정이 풍부하게 하라. 만약 그가 절망에서 깊이 빠져들어 매우 외로워한다면 당신은 재활 센터에 연락해야 한다. 그는 더 자주 치료사를 만나야 하고 약을 처방받아야 할 수도 있다.

✚ 사고 전에는 건축업에 종사했다. 다른 기술을 가진 새로운 직업이 필요하다. 어떤 제안이 있는가?

직장에 다닐 때 척수손상 생존자 몇 명이 다른 이들보다 더 운이 좋았다.

만약 당신이 사고 전에 "책상에서 하는 직업"이라면 필요에 따라 사무실을 개조할 수 있다. 새로운 건물이면 작업장을 미국장애인법^Americans with Disabilities Act, ADA에 따라 장애인이 쉽게 접근하도록 해야 한다. 건물이 오래 되었다면 주인이 법에 따르지 않을 수도 있다. 주인이 개조에 대해 당신에게 "지나치다고" 금융 과세를 요구할 수 있다.

만약 직장이 현실적으로 휠체어에서 할 수 없고 신체적으로 여기저기 다니며 올라가야 한다면 당신은 무엇을 하고 싶어 하는지 재고해야 할 것이다. 절망과 좌절 속에서 "다시 시작"하는 것보다 긍정적으로 생각하라. 새로운 기회를 가지고 새로운 일터를 생각하라. 이전에 직장 생활보다 더 좋을 수도 있다.

"여기에서 어디로 가야할지" 결정하기 위해 당신은 재활센터에 있는 직업상담가^vocational counselor나 직업치료사^occupational therapist와 상담해도 좋다. 전문가는 당신이 새로운 직업을 훈련하고 새로운 기술을 가르치도록 훈련되었다. 당신은 특정 직업에 대한 흥미와 능력을 갖추는 방법을 배울 것이다. 그리고 당신은 새 직업을 찾는데 더 효과적인 방법을 익힐 것이다.

재정을 도울 수 있는 지역과 국가 직업훈련프로그램^Job Training Programs, JTP이 있다. 직업복귀국가기관^national office of vocational rehabilitation, OVR도 도움이 될 것이다. 그 기관은 당신이 고려하는 직업이 다른 기관에서 강점이 되어 새 직종을 익히는 학교 비용을 지불할 수도 있다. 당신이 할 수 있는 훈련 프로그램에 대해 직업상담사와 상담하라.

간병인을 위한 팁 —— 새로운 일에 도전하는 사랑하는 이에게 용기를 붇돋아 주어라. 만약 당신이 컴퓨터를 가지고 있다면 사용하게 허락하라! 타자치기와 회계 장부 작성과 관리를 배우는 훌륭한 소프트웨어 프로그램이 있다. "책상에서 하는 일"을 돕는 마우스피스^mouthpicks, 책꽂이^book racks, 회전 책상^turntable desk, 손목지지보조기^ratchet wrist-hand orthoses 같은 장비도 있다.

✚ 척수손상된 이들이 신체 건강한 이들 보다 더 빨리 늙는다고 들었다. 어떻게 그 과정을 멈출 수 있는가? 어떻게 건강하고 활력 넘치게 살 수 있는가?

명백한 사실이고 진실이다. 척수손상 생존자들이 합병증, 질병, 노화를 방지하는데 더 많이 노력해야 한다. 그러나 시간이 흐르면서 더 나아졌다. 2차세계대전 전에는 척수손상 당한 사람들이 몇 주 이상 살지 못했다. 요로 문제, 욕창, 감염이 항상 그들에게 있었다. 그러나 오늘날 새로운 항생제와 최신 의료 용품과 장치, 책임감 있고 지식이 뛰어난 재활팀이 있어서 척수손상 생존자들은 과거보다 더 오래 건강하게 살 수 있다.

그럼에도 불구하고 당신은 상황을 더욱 경계해야 한다. 또한 방광과 장 관리프로그램과 매일 관절 운동을 수행해야 하고 특수한 손상으로 인해 합병증에 대한 징후에 주의해야 한다.

척수손상 생존자는 뼈가 약하고 부서지기 쉬운 골다공증 위험이 더 많다. 골다공증으로 골절과 통증이 나타난다. 척수손상 생존자가 더 이상 상체를 일으켜 앉지 못한다면 피부와 호흡계 합병증 위험이 높아질 뿐만 아니라 기능 소실로 바뀔 수 있다.

왜 골다공증이 생기는가? 손상 이후 즉시 뼈는 필수미네랄이 빠져나가면서 약해진다. 이것은 당신이 복용하는 스테로이드 약과 당뇨, 흡연, 술과 커피 섭취와 큰 비중을 차지하는 비활동이 원인이 된다. 또한 사지를 운동하지 않고 많은 시간 동안 침상에서 보내며 뼈를 튼튼히 할 수 있는 무게를 주는

✚ 아기 걸음마, 아기 걸음마

만약 척수손상된 이들을 돌볼 수 없거나 손상된 이들이 자신감을 모두 잃은 듯 하더라도 희망을 잃지 마라. 아기 걸음마를 생각하라. 만약 당신이 그들 스스로 버스를 타도록 돕거나 가게까지 차를 운전하거나 이웃 마을로 전철을 탄다면 그는 뿌듯함을 느낄 것이다. 그가 이룬 업적에 대한 느낌은 생활 다른 면으로 이어질 것이다.

오늘은 차에서, 내일은 마을로 넓게 활동할 수 있다. 스스로 하면 할수록 더 많은 것을 원할 것이다. 새로 산 중대형 밴에서 경험을 쌓은 뒤 처음 타게 되면 취직을 하거나 학교로 돌아가도록 발전할 수 있다.

운동을 하지 않는다. 게다가 순환계와 신경계가 변화되면 화학 불균형이 일어난다는 연구가 있다. 손상 후에 신체는 뼈에서 필수미네랄을 제거하고 있다. 그 증거로 배설된 소변에서 미네랄 성분이 발견된다.

모든 것이 암울하지는 않다. "미네랄 폐기장"은 보통 2년 후에 멈춘다. 게다가 골다공증은 필연적인 결과로 골절을 일으키지 않는다. 골절되면 안 된다. 사실 척수손상 6% 만이 골절된다.

골다공증을 피하기 위해서 매일 운동을 하고 특별히 치료사와 간병인의 도움을 받아서 무게를 주는 운동을 한다. 의사 지시에 따라 칼슘과 마그네슘 보충제를 섭취하라(마그네슘은 뼈가 칼슘을 흡수하는데 돕는다). 더 많은 우유를 마시고 브로콜리를 섭취하라. 둘 모두 칼슘 흡수를 돕는다. 어류와 푸르고 싱싱한 야채는 비타민 D를 흡수시킨다.

간병인을 위한 팁 —— 최상의 건강법은 사랑하는 이를 건강하고 노화 과정을 더디게 만든다. 주의 깊게 살피고 주기적인 기초 원칙에서 계속 점검하라. 담배를 끊도록 도와라. 술을 덜 마셔라(절충을 잘 해라. 잔소리는 도움이 안 된다).

약을 복용하는 것이 심리적으로 안정되었는지 확인하라. 손상에 대처하는 방법을 도와주어라. 무엇보다 간병인 당신 스스로를 돌보아라. 기억하라. 당신이 자신을 사랑하지 않는다면 다른 이들도 당신을 사랑하지 않는다.

✚ 중대형차 밴을 타고 싶은데 무엇부터 시작해야 할까요? 운전이 도움 될까요?

현실을 직시하라. 차를 타면 자유롭다. 바퀴 위에서 페달을 밟고 머리를 날리며 길을 따라 운전하는 것 자체가 자유를 나타낸다. 특별히 차를 타면 척수손상된 이들이 움직일 수 있다. 자동차 회사는 차가 자유를 상징하길 원했다. 수많은 광고 이미지가 있지 않은가?

그러나 척수손상 후에 운전은 다루기 복잡하고 불편하며 건강을 위협할 수도 있다. 척수손상의 가장 큰 불만이 어깨 통증과 피로이다. 좌석으로 옮겨 앉거나 차 밖으로 나올 때 의자가 높거나 낮아서 이러한 증상이 가중된다.

중대형차 밴은 더 건강하고 더 행복한 마음으로 어깨 통증과 피로를 줄일 수 있다. 밴은 간단하고 쉽게 당신을 일으켜서 운전자석으로 옮기는 리프트를 사용한다. 특별히 운전대와 좌석은 손목과 팔에 긴장을 낮추도록 고안되었다. 손 조절 장치는 브레이크와 가스 페달로 대체되었다. 일단 운전하는 방법을 배운다면 당신에게 잘 맞을 것이다. 레저용 차량이 인기가 높다!

추가 사항: 밴 자동차는 초기 구입과 연료 때문에 돈이 많이 든다. 미니밴은 휠체어 놓을 받침판과 리프트를 개조하기 어렵다. 척수손상 환자가 밴 자동차에 쉽게 적응할 수 있으며 차량 구입과 차량 개조에 대한 세제 혜택이 있다. 만약 밴 자동차 구입 비용을 보조받고 싶다면 기부금을 받을 수 있는 특별 프로그램을 진행하는 차량 딜러 연락처에 대해 재활팀과 이야기하라.

간병인을 위한 팁 —— 안락함을 느끼는 밴 자동차을 선택하도록 도와줘라. 밴 자동차는 더 편안하고 효과적으로 옮겨 앉기와 자세 변경을 할 수 있으며 자유도 준다.

✚ 도와줘요! 하루 종일 휠체어에 앉아 있어서 체중이 증가했어요.

잘 알려진 이런 소문을 떨쳐 버려라. 20대에서 50대 사이에 척수손상 생존자 대다수가 1년에 0.5kg씩 늘었다는 연구가 있다. 당신의 신체는 충격을 받는다. 정상으로 작동하지 않을 때까지 먹지 않는다. 이에 따라 위급 상황이 된다.

그러나 어떤 이들은 정상인 또래만큼 몸무게가 늘어날 것이다. 고혈압, 고콜레스테롤, 담낭과 관련된 질병, 관절염, 당뇨의 합병증이 있고, 척수손상된 이들에게 추가되는 합병증은 더 많은 욕창, 조절되지 않는 방광 관리, 변비, 더 많은 혈액 순환 문제, 피로, 어깨 통증, 한층 더 상실한 자아감이 있다.

만약 비만이라면 할 수 있는 것이 줄어들고 일상 기능도 악화된다. 비만이 된다면 옷 입고 움직이는 데 하루 종일 간병인을 고용해야 할 것이다. 악

순환이 되어 도움을 얻기 더 어려울 수도 있다. 몇몇 개인 간병인은 비만 환자와 일하기 힘들어 한다.

신진대사가 척수손상 이후 변화되고 힘을 덜 쓰더라도 연합군과의 전투에서 이길 수 있다. 정상인들과 같은 비법이 있다. 바로 식이 요법과 운동이다. 건강하게 저지방식으로 고섬유질이 꽉 들어찬 과일과 야채를 먹어라. 설탕이 든 탄수화물 많은 간식과 술을 피하라. 하루에 소식으로 나누어 섭취하라. 건강하게 만드는 신진대사를 "속이도록" 하라. 그리고 물리치료실에서 배웠던 운동을 매일 하라.

간병인을 위한 팁 —— 스스로 체중을 줄이도록 하라. 금연을 돕는 것 보다 체중 줄이는 것이 힘들다. 그러나 당신은 한결같고 믿을만하며 영감을 줄 수 있다. 지방이 적고 맛있는 식사를 요리하라(빠르고 건강한 음식을 만드는 많은 요리책이 있다). 가게에 있는 간식과 술을 떠나라. 당신 스스로 운동하라! 모든 이들이 자신의 생활 속에서 더 움직일 수 있다.

✚ 저는 늙어가요. 전동 휠체어를 쓰려고 수동 휠체어를 포기할 때 어떻게 해야 할까요? 정말 독립을 포기하려는 신호인가요?

많은 척수손상 생존자들이 수동 휠체어를 독립의 상징이라고 생각한다. 바퀴를 밀고 강한 팔 근육을 움직이며 스스로 회전하는 모든 행동이 스스로 통제하며 독립한 것처럼 느껴진다. 전동 휠체어를 바꾸면 기계로 작동하기 때문에 간편하지만 중요한 통제와 독립을 잃거나 포기하는 것처럼 느껴진다. 맨 처음에 재활 환자가 수동 휠체어를 사용하면서 용기를 얻는다. 추진력은 초기에 활발하게 단계와 힘과 지구력을 지속하는 데 아주 중요하다. 그러나 나태함과 나이는 다르다. 만약 당신이 젊고 생기 넘치지만 시작부터 바로 전동 휠체어를 사용하고 싶다면 독립을 방해하는 "소파에 널 부러진 감자칩" 같은 모습을 원하게 된다. 나이가 많고 수동 휠체어 사용이 힘겹다면 전동 휠체어가 최고의 선택이 될 수 있다. 고집부리지 마라. "포기하려"고 생각하지 마라.

이런 부정적인 생각은 당신과 가족에게 상처가 될 수 있다. 수동 휠체어를 수년 간 밀면 팔 근육이 완전 망가진다. 아마 기존에 썼던 상체 힘이 줄어들지 모른다. 더욱 더 피곤할 수도 있다. 이전에 했던 것들을 다시 극복할 수 없을 지도 모른다. 그리고 결국 집에 머무르는 시간이 많아진다.

그렇다. 변화는 어렵다. 하지만 한번 생각해보라. 집에서 나쁜 기분을 느끼고 더 자고 통증을 느끼면서 독립을 더 상실하는가? 전동 휠체어는 사실 독립을 의미한다.

영국에서 한 연구에 따르면 척수손상 생존자의 59%는 장비를 바꾸고 기능적 독립과 이동과 행복감을 동등하게 유지할 수 있었다. 그보다 더 어깨 통증과 피로가 줄어들었다. 언제 수동 휠체어를 전동 휠체어로 바꿔야 할지 어떻게 알 수 있는가? 점검표가 있다.

- 방문하기 좋아했던 곳을 요새 피하는가?
- 이 방에서 저 방으로 가는 단순한 활동을 할 때 힘을 모두 쓰는가?
- 휠체어 밖에 잠시 있을 때 어깨 통증과 피로가 덜 한가?
- 휠체어를 탈 때 항상 어깨를 다치는가?

만약 어떤 질문이든 예라고 대답한다면 치료사와 함께 전동 휠체어의 장단점을 의논하라. 50대 정상인들이 젊은이들처럼 새벽 동틀 무렵까지 춤추지 못하듯이 중년의 척수손상 생존자는 십대처럼 더 이상 빠르게 움직이기 힘들다.

간병인을 위한 팁 —— 당신의 요구가 중요하다. 가족이 젊을 때처럼 더 이상 힘이 없다면 당신도 힘이 없을 것이다. 수동 휠체어를 추진하고 이끄는 일은 당신처럼 고된 일이다. 당신이 도와줘야 할지도 모른다. 당신이 어떻게 느끼는지 가족에게 이야기하라. 당신이 결정해야 할 부분이다.

✛ 여행을 좋아한다. 척수손상으로 여행을 포기해야 하는가?

절대 아니다. 미리 더 많이 계획해야 하지만 이전처럼 즐겁게 새로운 곳을 방문할 수 있다. "간단한 짐"이 당신을 도와줄 힌트이다.

- 여행 계획 사전에 좋은 여행사를 알아보아라. 여행사에서 척수손상 생존자들과 함께 여행했는지 확인하라. 이런 여행사는 어느 호텔에서 적절한 문너비, 경사로, 손잡이가 있는지 사전에 알 것이다. 대부분 호텔은 장애인이 접근하기 쉬운 공간으로 구성되어 있다(비흡연실도 있는지 확인하라!).
- 의료 용품과 도구를 포함하여 여행에 필요한 목록을 작성하라.
- 전동 휠체어를 가져간다면 보조 배터리를 챙겨라.
- 경우에 따라 방문하려는 도시에 의료 용품 회사와 휠체어 전문점을 확인하라.
- 가능하다면 모든 항공권을 직접 예약하라. 그렇지 않다면 카테터를 바꾸기 위해 비행기에서 내려야 한다.
- 게이트에 도착할 때까지 휠체어를 점검하지 마라. 비행기 타기 전까지 이동을 할 수 있다.
- 사전에 접근성을 결정하도록 항공사에 문의하라. 당신이 휴대용 휠체어를 가져가야 될 수도 있다.
- 힌트: 항공 여행(비행기를 타고 여행을 떠나기) 전에 평소 마시던 양의 물을 마시지 않도록 하라. 약간의 탈수는 방광이 너무 꽉 차서 불편하지 않게 한다(그러나 항상 일상이 바뀌기 전에 의사와 상담하라). 그러나 주의 깊게 살피지 않으면 탈수는 위험할 수 있다.
- 미리 작업하라. 당신이 방문하려는 도시나 시골 지역에 대해 읽어라. 자갈이 많은 길인가? 자갈길이 휠체어를 망가뜨릴 수 있다. 물 웅덩이나 진흙길은 어떠한가? 휠체어가 접근 가능한 여행 지역이 대부분인가?

– 플라잉 휠$^{Flying\ wheel}$ (800) 535−6790 같은 척수손상된 여행자를 위한 여행 정보를 조사하라. 휠체어 사용자를 위한 해외 직업을 찾는 일을 전문으로 하는 모빌리티 인터내셔널$^{Mobility\ International}$은 (541)343−6812에서 정보를 얻을 수 있다. 메일 info@miusa.org나 웹사이트 www.miusa.org가 있다. 더 많은 정보를 얻고 싶다면 웹사이트를 확인하라.

매일 의료팀에게 물어보는 질문들이 있다. 당신에게 다른 관심이 있을 수도 있다. 말하기 꺼리는 내용이라도 재활팀에게 묻는 것을 망설이지 마라. 기억하라. 지식으로 무장하라. 무장되면 독립으로 나아갈 수 있다.

Epilogue
영혼의 힘이 결국 승리한다.

지미는 날고 싶다.

수잔은 공중에서 손을 휘저으며 복도를 달리고 싶어 한다.

샘은 사고 전 그 때로 돌아가길 원한다.

준은 그냥 아무 생각 없이 숨을 들이마시고 내뱉기를 원한다.

척수손상당한 모든 이들은 꿈과 소망이 있고, 이전과 같이 걷고 느끼고 사고 전에 있던 모습으로 항상 도달한다. 계속해서 대답한다. "왜 내가……. 어떻게 내가……. 만약 그렇게 했더라면……"

그러나 결국에는 현실에 묶인다. 일반 상식이 당신에게 말한다. 삶은 과거의 길로 갈수 없다. 순식간에 모든 것을 변화시키는 사건 때문에 운명 전체가 충격적으로 뒤틀렸다. 당신은 척수손상을 입었다. 그렇다. 당신은 이전으로 되돌아 갈수 없다.

그러나 끝나지 않았다.

더 정확히 말하면, 당신이 훈련하고 독립할 수 있는 새로운 방식을 배울수 있는 새로운 장소에서 다르게 시작한다.

삶은 척수손상때문에 멈출 수 없다. 만약 우리가 이 책에서 당신에게 보여주기 원하는 한 가지가 있다면, 삶이 끝나지 않았다는 사실이다. 당신은 되돌아 갈수 있다.

현실은 매일 변한다. 눈이 비로 바뀐다. 눈이 녹는다. 사람은 늙는다. 살아있는 당신 얼굴에 태양을 느끼는 새로운 날이 될 기적이 있다. 당신에게 그 기회와 그 느낌이 있다. 당신은 아직 새 날을 맞이할 수 있다. 당신의 마음은 따뜻하고 강인하다. 당신은 절망과 그 어떤 것도 정복할 수 있다. 고난을 견디면서 건강하고 본래 정상적이며 기능적인 삶으로 되돌아가라. 그것은 당신의 손에 달려있다.

이 책을 통해 당신은 척수손상의 기초를 살펴보았다. 이 책은 재활과 관련해서 그 안에서 많은 영역을 통해 의료진은 당신이 손상 그 자체에서 나오도록 이끌어냈다. 의료진은 당신이 무언가 배웠기를 원한다. 희망을 되찾을 수 있다고 깨닫기를 원한다. 당신이 느꼈을 절망에서 나와서 이미 들었고 내면에서 기다렸던 해답과 낙관을 찾을 수 있다.

당신은 척수손상을 계획하지 않았고 발생했던 사건을 통제할 수도 없다. 하지만 손상을 대처하는 방법을 조절할 수 있다. 당신은 당신 인생을 조절할 수 있다.

그러한 삶을 향해. 그리고 여전히 품을 수 있는 모든 가능성을 향해.
이 책을 통해 당신이 잘 되기를 원한다.

Appendix A

재활 치료를 떠난 후: 일상에서 사용할 보조기

침상에서

로프 체인, 침대 사다리 Loop chains or bed ladders
다리 로프 Leg loops
병원용 침대
특별 압력 방지 물건

옮겨앉기에서

슬라이딩 보드 Sliding board
다리로프 Leg loops

집에서

양쪽 현관 경사로(높이 1인치당 한 걸음 경사)
좀더 넓은 현관문
쉽게 접근할수 있는 재배열된 가구와 러그
특별한 문 손잡이
접근가능한 문 자물쇠
접근가능한 전화기
접근가능한 통제 장치

화장실에서

변기,욕조, 샤워기 근처에 손잡이
장애인을 위한 샤워기
장애인을 위한 목욕 의자
수납장 하단 장치
미닫이 문
수도꼭지와 문 손잡이
장애인을 위한 샤워기
목욕 비누
목욕 의자
개조된 목욕 장치와 카테터 장치
뚜껑 밀어올리는 치약과 개조된 칫솔
개조된 머리빗

휠체어에서

단단한 틀, 튼튼하고 가벼운 틀
등받이를 기울일 수 있는 전동 휠체어
전동 휠체어를 운전하는 장치
가장 좋은 자세를 유지하고 압력을 줄이는 쿠션
수동 휠체어를 밀 때 쓰는 장갑

자동차에서

당신의 상태나 힘에 따른 운전 조절 장치. 필요에 따라 중력없이 사용
장애인 주차증 / 자동차 번호판
중대형 차량 밴이나 개조한 차 van or modified car
중대형 차량 밴 리프트 van lift
중대형 차량 밴에 쓰이는 6인용 좌석
중대형 차량 밴에 쓰이는 잠금쇠
바닥에 내리거나 위로 올리는 장치
변경된 면허증, 필요에 따라 운전 학원 등록
필요에 따라 대중교통 허가증

운동에서

기립 지지대 standing frame
휠체어 접근 가능한 역기 기구
휠체어 롤러 wheelchair roller
역기 weights
도르래 pulleys
탄력 운동 밴드 thera-band elastic exeeercise bands
기능성 전기 자극 ERGYS system or StimMaster Ergometer for Functional Electrical
Stimulation(FES)
전기 자극 장치
파우더 보드와 스케이트 Powder board and skate
매트

Appendix B

휠체어를 고르는 안목

당신의 특정한 요구에 따라 치료사와 함께 움직여라. 다음 사항을 고려하라.

개인 요구 사항

- **무게**: 만약 당신의 몸집이 크다면, 내구성 있고 공기를 가득 채운 타이어와 강화된 틀이 있는 더 넓은 휠체어가 필요하다.
- **강직 완화 spasticity relief**: 만약 심각하게 강직된 상태라면 몸통과 사지를 지지하고 더 안전한 모형을 갖춘 휠체어가 필요하다.
- **욕창 방지 pressure sore relief**: 수동으로 움직일수 있는 능력에 따라 전동 기울기 시스템이나 보조벨트가 필요하다.
- **손으로 하는 독립성 manual independence**: 수동 휠체어는 팔다리마비와 척수손상된 모든 이들을 항상 지지한다. 그러나 전동 휠체어는 장거리와 팔다리마비 조건에서 필요하기도 하다.
- **건강 health**: 만약 욕창이 있다면 개조한 좌석이 필요하다. 만약 관절염이나 심장병이 있다면 수동 휠체어를 밀 수는 없을 것이다. 만약 머리 손상이 있다면 복잡하고 고급 기술이 있는 휠체어를 사용하기 힘들 것이다. 만약 신체가 뻣뻣하다면 서있는 자세에서(기립성) 당신은 기대는 좌석과 가능한 높인 다리받침이 필요할 수 있다. 만약 머리 조절이 안되면 기대는 좌석이나 머릿받침이 있는 기대는 공간이 요구된다.
- **추진력 propulsion**: 당신이 다리 한쪽, 다리 한쪽과 한 손이나, 양다리나, 한 손, 또는 양손으로 움직이느냐에 따라 개조가 필요하다. 기능이 없는 팔다리는 받침이 있어야 한다.
- **힘과 지구력 strength and endurance**: 일반 휠체어는 18 kg~23 kg이다. 가벼운 휠체어는 9 kg~13 kg이다. 어떤 것이 당신에게 더 다루기 쉬운가?
- **일상생활 환경 daily environment**: 당신이 다니는 지형이 중요하다. 만약 바위투성이나 비포장 도로를 자주 다닌다면 휠체어는 내구성이 있어야 한다. 만약 실내에서 더 많이 활동한다면 신체가 강할 필요가 없다. 만약 하루종일 휠체어에 앉아 있다면 편안해야 한다. 그리고 욕창을 방지할 수 있어야 한다! 만약 장거리를 여행한다면 전동 휠체어를 고려해야 한다. 직장에서 빠르게 움직이거나 교실을 옮길때도 전동 휠체어를 생각해야 한다.
- **재정 문제 financial concerns**: 만약 당신에게 가장 좋은 휠체어를 사는데 여유가 없다고 아무 휠체어나 사용하지 마라. 지역 기금이나 자선기금이 있다. 판매처에서 지불 방식에 동의할 것이다. 사례관리자에게 기금에 대한 선택권이 있는지 물어보아라.

휠체어 유형

가벼운 휠체어

강직이 미미하고 평균적으로 앉을 능력이 되는 사람. 세부 사항은 다음과 같다.

- **무게**: 거의 9~13 kg
- **접힘**: 좌석 밑에 가로대가 세로로 접을 수 있게 만들었다. 단단한 휠체어보다 덜 안정되다.
- **고정형 휠체어 rigid chair**: 차에 실을 때 빠르게 풀 수 있는 바퀴와 등 부분을 접을 수 있다. 게다가 접이식 휠체어보다 더 내구성있다.
- **틀 frame composition**: 알류미늄 합금, 스텐레스 스틸, 티타늄(탄소섬유)는 가장 가볍고 비싸다. 그리고 최신에 공구가 필요없는 휠체어로 킥킥 티엔티 Quickie TNT가 있다.
- **틀 길이**: 길이가 더 짧아질수록 휠체어 다루기가 더 좋다. 문, 식탁, 책상, 코너에 더 쉽게 다가갈 수 있다. 길이는 무릎을 구부렸을 때 80도에서 90까지 되어야 한다.
- **바닥에서 휠체어 길이**: 대부분 휠체어는 "반 높이 hemi-height" "낮은 좌석 low rider"이다. 보조기prosthesis가 필요한 사람이 한 다리나 절단된 다리를 추진할 수 있는 사람이 앉아 있을 때 땅에 닿는다. 높이 범위는 바닥에서 좌석선까지 48 cm~53 cm이다.
- **좌석 깊이와 너비**: 35.5 cm~50 cm로 다양한다. 무릎에서 엉덩이까지 다리길이로 깊이를 결정하며 추가 금액으로 맞출 수 있다.
- **등받이**: 기울일 수 있는 휠체어나 일반 휠체어 rigid wheelchair는 0도에서 8도로 변경할 수 있다. 균형을 위해 특별히 보조하지 않지만 8도는 기능적 독립으로 더 높은 각도를 제공한다. 일반 휠체어는 앞으로 접는 등받이가 있다. 접기 위해 사각 풀림 장치를 사용한다.
- **덮개 upholstery**: 비닐, 나일론, 인조 가죽, 약간 늘어나는 나일론 종류가 있다.
- **바퀴의 차축 axle**: 손기능이 힘든 사람들을 위해 사각형 제어기 quad release가 있다. 차축으로부터 바퀴를 뺄 때 바퀴중심에 누름 버튼이 있다. 나사구멍이 있어서 바퀴를 차축까지 고정하는 긴 볼트를 사용하며 도구를 이용해서 제거할 수 있다. 축판이 뒤쪽까지 연결되어 "절단된 뼈대"를 배열하여 절단된 사람에게 맞출 수 있다.
- **바퀴**: 두 가지 종류가 있다. 자전거 같은 스포우크(바큇살) 바퀴 spoked wheel는 사용하기 쉽고 아주 가볍지만 자주 "톡톡 쳐야" 하고 바퀴를 돌릴 때 휘지 않는다. 방사형 스포우크 radial spoke는 중심에서 빗살모양으로 뻗어 나온다. 일반 스포우크(바큇살) regular spoke는 바큇살이 방사되어 각각 교차한다. "마그(마그네슘)" 폴리카르본 poly carbon 플라스틱 조형으로 된 빗살은 무겁지만 깨끗하다. 스포우크 바퀴가 구부러진다면 손상된 스포우크(바큇살)를 교체해야 한다. 만약 "마그" 바퀴가 구부러진다면 바퀴 전체를 교체해야 한다.

- 타이어: 다섯 가지 종류가 있다. 공기압 pneumatic 타이어는 구멍 나거나 바람 빠지기 쉬운 내부 공기 튜브를 구비한 자전거 바퀴 같다. 모든 지형에 알맞고 매우 가볍다. 반공기압 semipneumatic 타이어는 매우 비슷하지만 내부 튜브가 더욱 내구성 있는 삽입물로 폴리우레탄 충전제로 구성된다. 모든 지형에 알맞고 매우 가볍다. 단단한 고무 타이어는 더 무겁다. 피포성 encapsulated 고무 타이어는 고무 타이어 중앙에 공기를 넣은 공간이 있다. 관 모양의 라텍스 타이어는 "터보 타이어", "대륙", "코트 타이어 court tire"라고 부른다. 다른 종류와 다른 고무 종류로 구성되고 내부 튜브가 없고 높은 공기압으로 되어 있다. 부드러운 지형을 빠르게 움직일 때 좋다.
- 바퀴손잡이 handrims: 알루미늄이나 스테인리스 스틸로 이루어지며 대부분 알루미늄으로 가볍게 만든다. 플라스틱으로 코팅되어 손을 잘 못 잡는 이들에게 좋다. 충격 받는 동안에 마찰력이 증가하며 비에도 강하다. 손잡이 보호대나 사각 못 quad pegs은 크고 무겁지만 손을 잘 못 잡는 이들에게 도움이 된다. 거친 카펫이나 경사 아래 갈 때 유용하다.
- 바퀴걸쇠(브레이크) wheel locks (brakes): 잠금쇠는 밀거나 당겨서 잠근다. 가위형 브레이크는 막대기가 십자 모양으로 이뤄진다. 하이 마운트 가위형 브레이크는 가장 유연하다. 멀리 나아갈 필요 없이 빠르게 움직인다. 어떤 가위형 브레이크든지 옮겨앉기에 좋다. 당신은 길을 비킬 때 수평 자세로 앞으로 미는 잠금쇠를 쓸 수 있다. 스프링 하중 브레이크 spring loaded brake는 더 강하게 잠근다. 밀고 당기는 브레이크는 근 긴장도나 균형에 문제가 있는 사람에게 15 cm에서 22 cm까지 펼 수 있도록 움직인다. 한 쪽 펌은 반대쪽 브레이크에 기능적인 팔이 닿을 수 있고 같은 방향의 팔과 다리가 마비인 편마비인 사람에게 쓸 수 있다.
- 뒷바퀴 casters: 휠체어 앞에 작은 두 바퀴이다. 지름이 8 cm에서 15 cm 범위이다. 지름이 더 넓을수록 타기에 더 거칠다. 휠체어에 자주 사용되지 않더라도 20 cm 뒷바퀴도 드물게 주문된다. 돌거나 바퀴가 젖었을 때 방해된다. 뒷바퀴는 부드러운 지형에 쓰기 위해 단단한 폴리우레탄 플라스틱을 쓰거나 바퀴와 같은 재질로 만든다. 단단한 고무나 공기식이나 반공기식이 있다. 공기식 뒷바퀴는 거친 지형에 더 안정된다. 최신 뒷바퀴는 어떤 보수도 필요 없는 인라인 스케이트와 비슷한 작은 플라스틱으로 구성되었다.
- 팔걸이 armrests: 의자 옆을 따라 미끄러지는 관이나 구멍이 있을 수도 있다. 앞에 "홀로 서" 있거나 뒤에 부착하는 관으로 구성할 수 있다. 구멍은 전체 길이나 부분적이나 책상 길이로 되어 있다. 관은 책상 길이에서만 가능하다. 그들은 길지 않다. 양쪽은 높이 조절 가능하다. 지렛대 체계, 동전 투입기, 분리형 체계와 중심축은 좌석과 높이에 따라 맞춤 제작할 수 있다.
- 전면장치 front riggings: 한 개의 단단한 발판이나 위로 올릴 수 있는 고정된 발판이 있는 다리받침이 있다. 판은 길이가 조절된다. 선택 사항이 있다. 옮겨 앉거나 다리를 조절하는 능력에 따라 다리받침은 분리할 수 있다. 당신이 앉을 때 90도로 무릎을 구부리기 위해 앞부분을 고려하라. 자주 앉거나 서는가? 단단한 발판이 앉거나 설 때 방해할 수도 있다.

수동/일반 휠체어 conventional wheelchairs

크롬으로 도금한 철로 이루어진 23 kg 무게나 스테인리스 스틸로 이루어진 18 kg 휠체어가 있다. 가벼운 것보다 선택 사항이 적다. 기관에서만 사용하기 좋고 가벼운 휠체어를 살 여유가 없을 때 좋다. 누군가 밀어줘야 한다면 가벼운 휠체어가 좋다. 가능한 부속품은 좌석 벨트나 휠체어 관 보호 anti-tip tube를 쓸 수 있다. 맞춤형 휠체어는 아니다. 세부 사항이 있다.

- 미는 손잡이 push handles: 언제나 있다.
- 등받이 backrest: 40 cm에서 43 cm높이로 고정되어 있다. 분리형 머리받침이 있는 기울일 수 있는 수동 휠체어가 있다. 이 모양은 재활 병원에서 많이 사용한다. 수평자세나 개조를 많이 한다면 휠체어가 기울어지는 것을 주의해야 한다.
- 커버 upholstery: 비닐이나 인조 가죽.
- 팔받침 armrests: 고정되었거나 분리할 수 있다. 높이를 맞출 수 있다. 완전히 높이거나 책상 높이로 맞출 수 있다. 더러운 타이어에서 옷을 보호하기 위해 철이나 플라스틱 판을 덧댈 수 있다.
- 다리받침 legrest: 높이거나 분리하거나 발판을 위로 올려서 고정할 수도 있다.
- 발판 foodrests: 길이와 돌림을 조정할 수 있다.
- 바퀴 잠금쇠 wheel locks: 하이 마운트 잠금쇠
- 손잡이 hand rims: 크롬으로 도금한 철
- 타이어 tires: 공기식이나 단단한 고무 재질

전동 휠체어

인지 능력은 정상이나 신체 기능이 제한된 이들에게 가장 좋다. 네 가지 종류가 있다.

- 벨트구동 belt-driven: 벨트가 모터와 바퀴로 연결되었다. 뒷바퀴를 움직일 수 있도록 모터가 벨트를 돌리고 벨트가 바퀴를 돌린다. 생명 유지 장치를 좌석 아래 쉽게 저장할 넓은 공간을 마련하라.
- 직접구동 direct drive: 벨트가 없다. 모터가 바퀴를 직접 돌린다. 앞바퀴나 뒷바퀴를 돌린다. 앞바퀴는 거친 지형을 달리는데 좋다. 벨트 구동보다 힘이 세고 생명 유지 장치를 더 달수 있다.
- 동력식 구동 power base: 직접 운전하며 가장 힘이 세다. 넓은 공기식 타이어 4개로 작은 견인차 같이 생겼다. 더 넓은 현관문에 활동적인 사람들을 위해 만들었다.
- 마찰구동 friction drive: "애드온시스템 add on system"이라고 부른다. 동력 부품이 수동 휠체어에 추가할 수 있다. 모터는 롤러 장비를 돌린다. 롤러는 바퀴와 연결되어 바퀴를 돌린다. 휴대용이며 가격이 저렴하다. 또 다른 이점으로는 동력식 구동 브레이크가 나갔을 때 수동 휠체어에 "뒷받침"할 수 있다. 단점은 시끄럽고 힘이 약하며 타이어를 자주 갈아야 하고 젖었을 때 롤러가 미끄러지기 쉽고 위험하며 품질 보증이 제한될 수도 있다. 보통 휠체어에만 잘 쓸 수 있다. 가벼운 휠체어보다 무게가 많이 나간다(기울어질 수 있다).

(머리받침, 조이스스틱, 부는 장치 같은 전동 휠체어의 보조 부품에 대한 정보를 더 알고 싶다면 5장 이동성을 참고하라)

Appendix C

도움을 줄 단체와 국가지원

미국장애인협회
American Association of People with Disabilities

1819 H Street, N. W.
Suite 330
Washington, DC 20006
(800)840-8844
(202)457-8168
(202)457-0473(fax)
www.aapd.com

미국척수장애협회
American Spinal Injury Association(ASIA)

2020 Peachtree Road, N. W
Atlanta, GA 30309
(404)355-9772

데이트에이블 인터내셔널
DateAble International

35 Wisconsin Circle
Suit 205
Chevy Chase, MD 20815
(301)656-8723
e-mail: robert@dateable.org
장애인이 운영하고 장애인을 위한 중매업체

미국 상이 군인회
Disabled American Veterans

807 Maine Avenue, S. W.
Washington, DC 20024
(202)554-3501

교육과 보호기금 장애인인권 회사
Disability Rights Education and Defense Fund, Inc.

1633 Q Street, N. W.
Suite 200
Washington, DC 20009
(202)988-0375
(202)462-5624(fax)
west coast:
2212 Sixth Street
Berkeley, CA 94710
(510)644-2555
(800)466-4232(Voice/TDD)
(510)841-8845(fax)

헬스사우스
HealthSouth

One HealthSouth Parkway
Birmingham, AL 35243
(800)765-4772
www.healthsouth.com

헬스사우스 재활연구소
HeathSouth Rehabilitation Institute of San Antonio(RIOSA)

9119 Cinnamon Hill
San Antonio, TX 78240
(800)688-0737

직업조정 네트워크
Job Accommodation Network

www.janweb.icdi.wvu.edu
장애인을 위한 직업정보

마이크로소프트 접근 용이한 장애인용 웹사이트
Microsoft Accessibility and Disabilities Web Site

www.microsoft.com/enable
장애인이 컴퓨터에 쉽게 접근할 수 있는 정보

국가장애인협회
National Council on Disability

1331 F Street, N. W
Suite 1050
Washington, DC 20004
(202)272-2004
(202)272-2022(fax)
www.ncd.gov
정책자문위원회

국가자립생활협회
National Council on Independent Living (NCIL)

1916 Wilson Boulevard
Suite 209
Arlington, VA 22201
(703)525-3406
(703)525-3409(fax)
(703)525-4153(TTY)
e-mail: ncil.tsbbso8.tnet.com
장애인을 위한 서민변호단체

국립척수손상협회
National Spinal Cord Injury Association

8300 Colesville Road
Silver Spring, MD 20910
(301)588-6959
hotline:(800)962-9629
e-mail: NSCIA2@aol.com
www.spinalcord.org

뉴 모빌리티(척수손상에 관한 온라인 잡지)
New Mobility

An on-line magazine for the spinal cord injured
www.New Mobility.com
장애인을 위한 최고의 웹을 제공한다.

Sources

Butt, Lester M., and Indira S. Lanig, "Stress Management," *A Practial Guide to Health Promotion After Spinal Cord Injury*, edited by Indira S. Lanig, MD, Theresa M. Chase, MA, RN, Lester M. Butt, PhD, Katy L. Hulse, LCSW, and Kelly M. M. Johnson, RN, Gaithersburg, Maryland: Aspen Publishers, Inc., 1996.

Canedy, Dana, "More Toys are Reflecting Disabled Children's Needs," *The New York Times*, December 25, 1997.

Cardenas, Diana D., Lisa Farrell-Roberts, Marca L. Sipski, and Deborah Rubner, "Management of Gastrointestinal, Genitourinary, and Sexual Function," *Spinal Cord Injury: Clinical Outcomes from the Model Systems*, edited by Samuel L. Stover, MD, Joel A. DeLisa, MD, MS, and Gale G. Whiteneck, PhD, Gaithersburg, Maryland: Aspen Publishers, Inc., 1995.

Cerny, Kay, "Physical Therapy Evaluation, Goal Setting, and Program Planning," *Clinics in Physical Therapy: Spinal Cord Injury*, edited by Hazel V. Atkins, New York: Churchill Livingstone, 1985.

Chase, Theresa M., "Physical Fitness Strategies," *A Practial Guide to Health Promotion After Spinal Cord Injury*, edited by Indira S. Lanig, MD, Theresa M. Chase, MA, RN, Lester M. Butt, PhD, Katy L. Hulse, LCSW, and Kelly M. M. Johnson, RN, Gaithersburg, Maryland: Aspen Publishers, Inc., 1996.

Corbet, Barry, *Options: Spinal Cord Injury and the Future*, Denver: A.B. Hirschfeld Press, 1991.

Corbet, Barry, editor, *National Resource Directory: An Information Guide for Persons with Spinal Cord Injury and Other Physical Disabilities*, Rockville, Maryland: National Spinal Cord Injury Association, 1985.

Edberg, Elwin and Hazel V. Adkins, "Wheelchairs and Cushions," *Clinics in Physical Therapy: Spinal Cord Injury*, edited by Hazel V. Atkins, New York: Churchill Livingstone, 1985.

Farrow, Jeff, "Sexuality Counseling with Clients Who Have Spinal Cord Injuries," *Rehabilitation Counseling Bulletin*, Vol. 33, No. 3, March 1990.

Go, Bette K., Michael J. DeVivo, and J. Scott Richards, "The Epidemiology of Spinal Cord Injury," *Spinal Cord Injury: Clinical Outcomes from the Model Systems*, edited by Samuel L. Stover, MD, Joel A. DeLisa, MD, MS, and Gale G. Whiteneck, PhD, Gaithersburg, Maryland: Aspen Publishers, Inc., 1995.

Grady, Denise, "Spine Researchers Seek Recipe for Regeneration," *The New York Times*, September 30, 1997.

Hammond, Margaret C., M., Robert L. Umlauf, PhD, Brenda Matteson, Sonya Perduta-

Fulginiti, *Yes, You Can! A Guide to Self-Care for Persons with Spinal Cord Injury*, Washington, DC: Paralyzed Veterans of America, 1989.

Harari, Danielle, MD, Jerrilyn Quinlan, and Steven A. Stiens, MD, *Constipation and Spinal Cord Injury: A Guide to Symptoms and Treatment*, Washington, DC: Paralyzed Veterans of America.

Hill, Judy P., OTR, *Spinal Cord Injury: A Guide to Functional Outcomes in Occupational Therapy*, Rockville, Maryland: Aspen Publishers, Inc., 1986.

Kiser, Carolyn and Christine Herman, "Nursing Considerations: Skin Care, Bowel and Bladder Training, Autonomic Dysreflexia," *Clinics in Physical Therapy: Spinal Cord Injury*, edited by Hazel V. Atkins, New York: Churchill Livingstone, 1985.

Kuric, Judi, MSC, and Andrea Kaye Hixon, RN, MS, "Clinical Practice Guideline: Autonomic Dysreflexia," Jackson Heights, New York: *American Association of Spinal Cord Injury Nurses*, 1996.

Lanig, Indira S., "Historical Perspectives," *A Practical Guide to Health Promotion After Spinal Cord Injury*, edited by Indira S. Lanig, MD, Theresa M. Chase, MA, RN, Lester M. Butt, PhD, Katy L. Hulse, LCSW, and Kelly M. M. Johnson, RN, Gaithersburg, Maryland: Aspen Publishers, Inc., 1996.

———, "Models, Concepts, and Terminology," *A Practial Guide to Health Promotion After Spinal Cord Injury*, edited by Indira S. Lanig, MD, Theresa M. Chase, MA, RN, Lester M. Butt, PhD, Katy L. Hulse, LCSW, and Kelly M. M. Johnson, RN, Gaithersburg, Maryland: Aspen Publishers, Inc., 1996.

———, "Promoting Nutritional Health," *A Practical Guide to Health Promotion After Spinal Cord Injury*, edited by Indira S. Lanig, MD, Theresa M. Chase, MA, RN, ester M. Butt, PhD, Katy L. Hulse, LCSW, and Kelly M. M. Johnson, RN, Gaithersburg, Maryland: Aspen Publishers, Inc., 1996.

Maddox, Sam, *Spinal Network*, Boulder, Colorado: Spinal Network and Sam Maddox, 1987.

McCluer, Shirley, MD, and Karen Schmidt, "Syringomyelia," Little Rock, Arkansas: *Arkansas Spinal Cord Commission*, 1996.

Menter, Robert R., and Lesley M. Hudson, "Effects of Age at Injury and the Aging Process," *Spinal Cord Injury: Clinical Outcomes from the Model Systems*, edited by Samuel L. Stover, MD, Joel A. DeLisa, MD, MS, and Gale G. Whiteneck, PhD, Gaithersburg, Maryland: Aspen Publishers, Inc., 1995.

Morgan, Selina Medieta, "A Guide to Choosing Mobility Equipment," *Progress Report*, Fall 1990.

Nixon, Vickie, PT, *Spinal Cord Injury: A Guide to Functional Outcomes in Physical Therapy Management*, Rockville, Maryland: Aspen Publications, Inc., 1985.

O'Hara, Dolores Liszka, RN, *Planning for the Future: A Handbook for Individuals with Spinal Cord Injuries and Their Significant Others*, Pittsburgh: HealthSouth Rehabilitation Hospital, 1995.

Ragnarsson, Kristjan T., Karyl M. Hall, Conal B. Wilmot, and R. Edward Carter, "Management of Pulmonary, Cardiovascular, and Metabolic Conditions after Spinal Cord Injury," *Spinal Cord Injury: Clinical Outcomes from the Model Systems*, edited by Samuel L. Stover, MD, Joel A. DeLisa, MD, MS, and Gale G. Whiteneck, PhD, Gaithersburg, Maryland: Aspen Publishers, Inc., 1995.

Richards, J. Scott, Bette K. Go, Richard D. Rutt, and Patricia B. Lazarus, "The National Spinal Cord Injury Collaborative Database," *Spinal Cord Injury: Clinical Outcomes from the Model Systems*, edited by Samuel L. Stover, MD, Joel A. DeLisa, MD, MS, and Gale G. Whiteneck, PhD, Gaithersburg, Maryland: Aspen Publishers, Inc., 1995.

Schust, Christina S., and Sara Nell Di Lima, *Spinal Cord Injury: Patient Education Manual*, Gaithersburg, Maryland: Aspen Publishers, Inc., 1997.

Senelick, Richard C., MD, and Cathy E. Ryan, MA, CCC-SLP, *Living with Brain Injury: A Guide for Families*, Birmingham: HealthSouth Press, 1998.

_____, "Sex and Disability," *San Antonio Medical Gazette*, October 9 and October 15, 1997.

_____, "Stroke Rehabilitation: Predicting Functional Outcome," *Outcomes*, Vol. 1, Nos. 17 and 21, 1995.

Somerville, Nancy Jean and Heidi McHugh Pendleton, "Evaluation and Solving Home Access Problems," *Clinics in Physical Therapy: Spinal Cord Injury*, edited by Hazel V. Atkins, New York: Churchill Livingstone, 1985.

Strothcamp, Janeen, "Spinal Cord Injury and Functional Electrical Stimulation," *Progress Report*, Spring 1990.

Stutts, Michael, PhD, Jeffrey S. Kreutzer, PhD, Jeffrey T. Barth, PhD, Thomas Ryan, PhD, Julian Hickman, Catherine W. Devany, and Jennifer H. Marwitz, "Cognitive Impairment in Persons with Recent Spinal Cord Injury: Findings and Implications for Clinical Practice," *Neurorehabilitation*, Vol. 1, No. 3, 1991.

Thomas, J. Paul, "The Model Spinal Cord Injury Concept: Development and Implementation," *Spinal Cord Injury: Clinical Outcomes from the Model Systems*, edited by Samuel L. Stover, MD, Joel A. DeLisa, MD, MS, and Gale G. Whiteneck,

PhD, Gaithersburg, Maryland: Aspen Publishers, Inc., 1995.

Weller, Doris J., MSW, and Patricia M. Miller, MSW, "Emotional Reactions of Patient, Family, and Staff in Acute-Care Period of Spinal Cord Injury: Part 1," *Social Work in Health Care*, Vol. 2, No. 41, Summer 1977.

———, "Emotional Reactions of Patient, Family, and Staff in Acute-Care Period of Spinal Cord Injury: Part 2," *Social Work in Health Care*, Vol. 3, No. 1, Fall 1977.

Wetzel, Jane, "Respiratory Evaluation and Treatment," *Clinics in Physical Therapy: Spinal Cord Injury*, edited by Hazel V. Atkins, New York: Churchill Livingstone, 1985.

Yarkony, Gary M., and Allen W. Heinemann, "Pressure Ulcers," *Spinal Cord Injury: Clinical Outcomes from the Model Systems*, edited by Samuel L. Stover, MD, Joel A. DeLisa, MD, MS, and Gale G. Whiteneck, PhD, Gaithersburg, Maryland: Aspen Publishers, Inc., 1995.

———, *Learning and Living After Your Spinal Cord Injury*, Pittsburgh: Harmarville ehabilitation Center, Inc., 1983.

———, *Standards for Neurological Classification of Spinal Injury Patients*, Atlanta: American Spinal Injury Association.

———, "Fact Sheet #1: Common Questions About Spinal Cord Injury," *National Spinal Cord Injury Association*, Silver Spring, Maryland: National Spinal Cord Injury Association, 1995–1996.

———, "Fact Sheet #2: Spinal Cord Injury Statistical Information," *National Spinal Cord Injury Association*, Silver Spring, Maryland: National Spinal Cord Injury Association, July 1996.

———, "Fact Sheet #4a: Choosing a Spinal Cord Injury Rehabilitation Facility", *National Spinal Cord Injury Association*, Silver Spring, Maryland: National Spinal Cord Injury Association, 1995–1996.

———, "Fact Sheet #5: What's New in Spinal Cord Injury Treatment and Cure Research?" *National Spinal Cord Injury Association*, Silver Spring, Maryland: National Spinal Cord Injury Association,1995–1996.

———, "Fact Sheet #8: Spinal Cord Injury Awareness — Understanding the Importance of Language and Images," *National Spinal Cord Injury Association*, Silver Spring, Maryland: National Spinal Cord Injury Association, 1995–1996.

———, "Fact Sheet #9: Functional Electrical Stimulation, Clinical Applications in Spinal Cord Injury," *National Spinal Cord Injury Association*, Silver Spring, Maryland: National Spinal Cord Injury Association, 1995–1996.

_____, "Fact Sheet #10: Male Reproductive Function After Spinal Cord Injury," _National Spinal Cord Injury Association_, Silver Spring, Maryland: National Spinal Cord Injury Association, 1995–1996.

_____, "Fact Sheet #17: What is Autonomic Dysreflexia?" _National Spinal Cord Injury Association_, Silver Spring, Maryland: National Spinal Cord Injury Association, 1995–1996.

_____, "Fact Sheet #18: Starting a Support Group or a Discussion Group," _National Spinal Cord Injury Association_, Silver Spring, Maryland: National Spinal Cord Injury Association, 1995–1996.

_____, "Alcohol Abuse," _RRTC on Aging with Spinal Cord Injury_, Englewood, Colorado: RRTC on Aging with Spinal Cord Injury, 1995.

_____, "Am I Ready for a Van?" _RRTC on Aging with Spinal Cord Injury_, Englewood, Colorado: RRTC on Aging with Spinal Cord Injury, 1995.

_____, "Aging, SCI and the Battle of the Bulge," _RRTC on Aging with Spinal Cord njury_, Englewood, Colorado: RRTC on Aging with Spinal Cord Injury, 1995.

_____, "Changing or Choosing Your Doctor," _RRTC on Aging with Spinal Cord Injury_, Englewood, Colorado: RRTC on Aging with Spinal Cord Injury, 1995.

_____, "Fatigue," _RRTC on Aging with Spinal Cord Injury_, Englewood, Colorado: RRTC on Aging with Spinal Cord Injury, 1995.

_____, "Interacting with Your Doctor," _RRTC on Aging with Spinal Cord Injury_, Englewood, Colorado: RRTC on Aging with Spinal Cord Injury, 1995.

_____, "Long Term Caregivers: For Better and For Worse," _RRTC on Aging with Spinal Cord Injury_, Englewood, Colorado: RRTC on Aging with Spinal Cord Injury, 1995.

_____, "Personal Care Assistants: How to Find, Hire, and Keep Them," _RRTC on Aging with Spinal Cord Injury_, Englewood, Colorado: RRTC on Aging with Spinal Cord Injury, 1995.

_____, "Optimal Health: What It Is and How To Get It," _RRTC on Aging with Spinal Cord Injury_, Englewood, Colorado: RRTC on Aging with Spinal Cord Injury, 1996.

_____, "Osteoporosis," _RRTC on Aging with Spinal Cord Injury_, Englewood, Colorado: RRTC on Aging with Spinal Cord Injury, 1995.

_____, "Spasticity," _RRTC on Aging with Spinal Cord Injury_, Englewood, Colorado: RRTC on Aging with Spinal Cord Injury, 1995.

_____, "Upper Extremity Pain," _RRTC on Aging with Spinal Cord Injury_, Englewood, Colorado: RRTC on Aging with Spinal Cord Injury, 1995.

_____, _Sexuality After Your Spinal Cord Injury_, Pittsburgh: Harmarville Rehabilitation

Center, Inc., 1985.

———, "Switching to a Power Chair," *RRTC on Aging with Spinal Cord Injury*, Englewood, Colorado: RRTC on Aging with Spinal Cord Injury, 1996.

Index

작가소개

리차드 C. 세네릭

Richard C. Senelick 의사는 산안토니오San Antonio(RIOSA)에 위치한 헬스사우스HealthSouth재활연구소 병원장이며 뇌손상프로그램 책임자로 활동하고 있다. 세네릭 의사는 시카고 일리노이 의학대학University of Illinois in Chicago을 졸업했으며 신경재활분야를 전공한 신경과전문의로, 이후에 솔트레이크시티에 소재한 유타대학University of Utah에서 신경학을 이수했다. 세네릭 의사는 〈뇌손상과 함께 지내기: 가족을 위한 안내서Living with Brain Injury: A Guide for Families〉와 〈뇌졸중과 함께 지내기: 가족을 위한 안내서Living with Stroke: A guide for Families〉 공동저자로 수많은 책을 저술했다. 헬스사우스출판사 편집장이며 국립뇌졸중재활협회 자문위원회National Stroke Association Rehabilitation Advisory Board 회원으로 활동 중이다.

칼라 도허티

Karla Dougherty는 29권의 책을 저술했으며 많은 의학서적을 저술했다. 〈뇌졸중과 함께 지내기: 가족을 위한 안내서〉의 공동저자이며 세네릭 의사와 함께 다른 책도 공동으로 작업했다. 도허티는 헬스사우스 출판사의 원로작가이며 작가협회와 미국의료작가협회American Medical Writers association 회원이다. 현재 뉴저지에 살고 있다.

역자소개

박지연

연세대학교 물리치료학과 석사를 졸업하였다. "한국어판 WUSPI(휠체어사용자의 어깨통증척도)의 신뢰도와 타당도"(박지연과 조상현, 2013, 대한물리의학회)"와 졸업 논문 "척수손상 환자에서 옮겨 앉는 동안 휠체어 각도가 어깨근 활성도에 미치는 영향(박지연 외 3명, 2014, 연세대학교대학원)"을 연구했다. 한국척수장애인협회 KSCIA에서 발간하는 〈휠Weel〉지의 칼럼리스트로 활동했다. 시온이와 온유의 엄마이며 제이에스병원 물리치료사로 근무 중이다. 〈역사를 바꾼 영웅들〉(왓북 eBook)을 번역하여 출간예정이다. 상처받은 이들과 아이들에게 빛이 될 책을 알려주고 싶어서 바른번역 글밥 아카데미를 수료했다.